健康の「肝《キモ》」を知るだけで
人生が変わる!

肝臓の気もち。

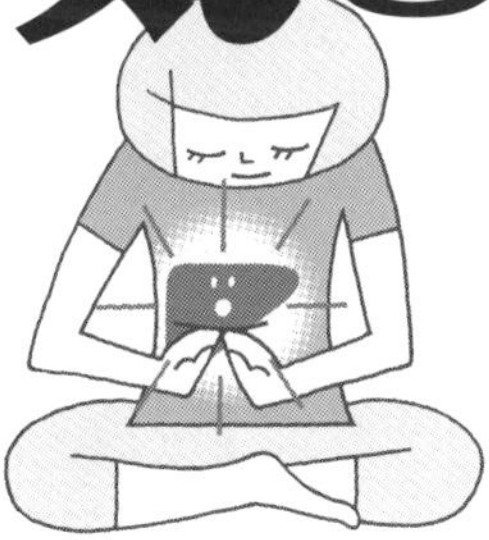

鍼灸師
石垣英俊

BAB JAPAN

はじめに

みなさんは普段、肝臓の気もちについて、考えたことがありますか？

古くから肝臓の「肝」を使った言葉には、**「度肝を抜かれる」「肝っ玉母ちゃん」「肝試し」「肝が据わる」「肝魂《きもだま》」「肝腎要（肝心要）」「肝要」**など多数あります。また「肝」の字の「月（にくづき）」は体をあらわし、「干」は大事なところという意味であり、昔の日本人が肝臓を重要視していたことがよくわかります。さらに、肝（キモ）は心臓のことを意味したり、内臓の総称ともされたほどです。

そして、現代医学の基礎をつくったドイツの言葉でも肝臓の重要性はあらわれています。**肝臓はドイツ語でLeberですが、その語源はLeben（生命）であり、根本的に生命と結びつけて考えられていたことがわかります。**

例えば次に挙げた症状は、どれもこれも身の回りで**よくある肝臓と関わる不調**です。

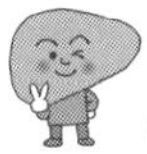

はじめに

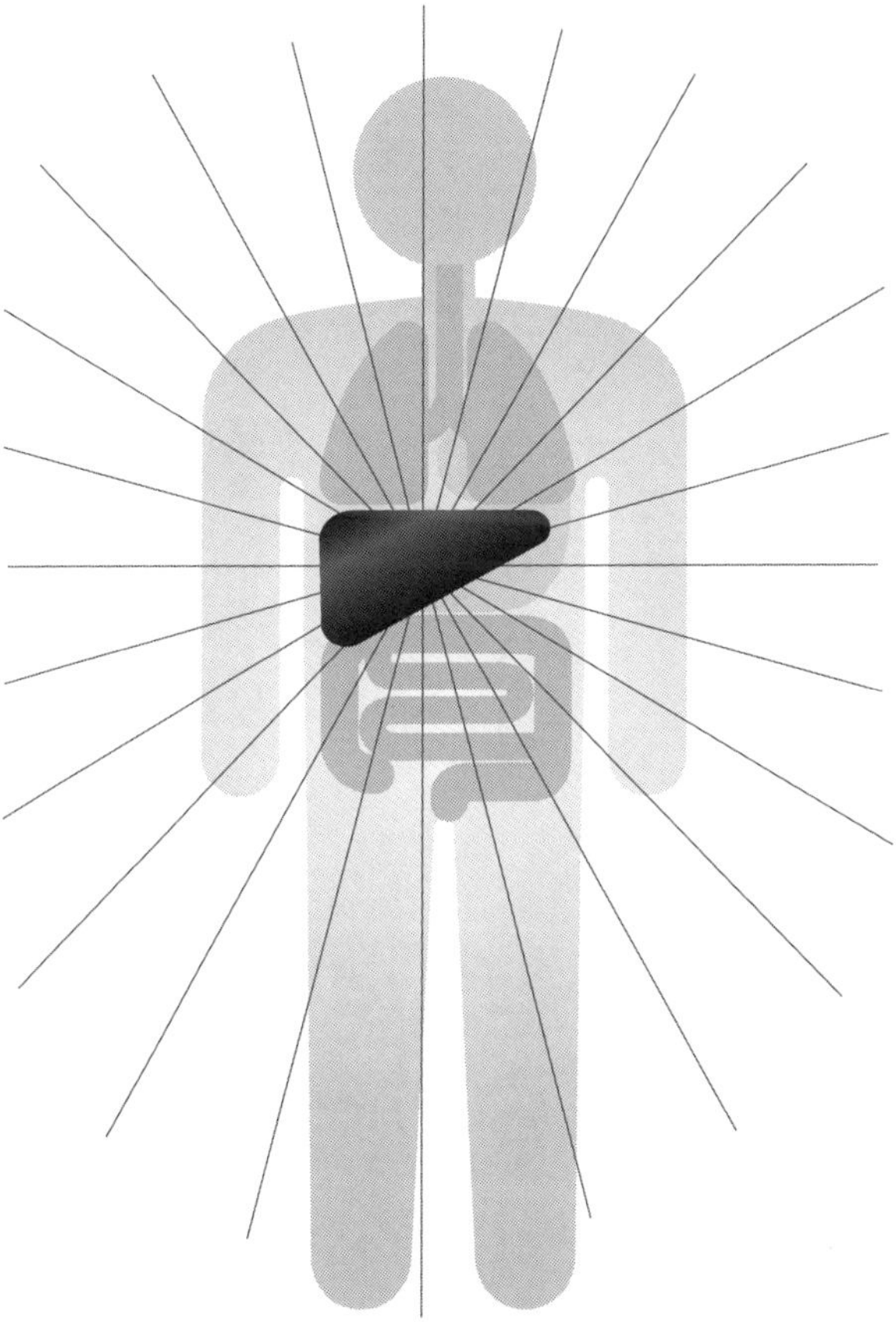

昨今の健康ブームでは、腸や脳ばかり注目されている。
しかし、生命（ドイツ語で Leben）の肝（キモ）は、肝臓（ドイツ語で Leber）にある！

・右くび肩から肩甲骨にかけての頑固な凝りや痛み。
・月経にまつわる諸症状（生理中、生理前後の心身の不調など）。
・呼吸が日常的に浅い、呼吸を止めていることがある。
・長引く慢性腰痛。
・イライラしやすく感情的になりやすい。
・様々な不定愁訴（原因のわからない不調）。
・疲れやすく、食後すぐ眠くなる。

一見、肝臓とは全く結びつかないように思えるこのような症状が、実は肝臓の悲鳴としてあらわれやすいシグナルです。正確には肝臓単体というよりも、肝臓と肝臓をとりまく

・右くび肩の凝り、痛み
・月経にまつわる症状
・呼吸が浅い
・長引く腰痛
・イライラ
・原因のわからない、様々な不調
・疲れやすい、食後に眠くなる

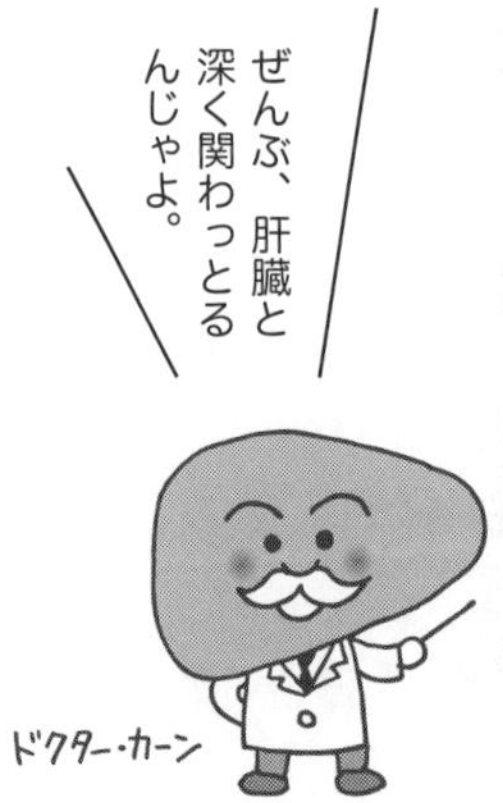
ぜんぶ、肝臓と深く関わっとるんじゃよ。
ドクター・カーン

周辺環境の状態によって様々な不調があらわれます。

とはいえ、**肝臓が様々な体の痛みや不調と関係がある**など想像がつかないかもしれません。「私はお酒を飲まないから関係ありませんね」「肝炎の検査はとくに問題なかったよ」というように。毎日お酒を飲む方や一部の方を除けば、自分の肝臓に問題があると思っている人はほとんどいないでしょう。しかし、そこに現代の健康常識の落とし穴があると私は考えています。

ところで皆さんは、肝臓には呼吸と密接な「横隔膜」という筋肉が覆いかぶさっているのをご存じですか？　そして、その**「横隔膜」は肝臓としっかり密着しています。**

つまり、肝臓と呼吸は切っても切れない関係なのです。

それはすなわち、**肝臓の状態が「呼吸」を介して自律神経**（116ページ参照）**に影響を及ぼす**ことを意味します。

自律神経は、知らず知らずのうちに「呼吸」をはじめ、私たちの内臓のはたらきを調節し、ストレスの主たる原因「感情」にも深く関与しています。このようなことから、肝臓は、肝臓だけに限らず、他の内臓のはたらきや心の状態と密接に関わり合っているのです。

ここで、先にお伝えしておくべきことがあります。

本書は、西洋医学的に診断される肝臓の病気について論じたり、対処法を講じるものではありません。**東洋医学に含まれる中医学の観点から、五臓六腑の1つ「肝の臓」を、解剖学や生理学といった基礎医学から捉える**ことによって、皆様になじみのある「肝臓」の姿と声を紹介していきます。

中医学と現代医学を同時に考えていくことが、本書の肝（キモ）になります。そのほうが、内臓器官である肝臓自体の疲労も、未病（病気の前）の段階で捉えやすいのです。中医学と現代医学の両方の視点から、「人間という自然そのもの」に起こる現象を理解していきましょう。

「肝の臓」とは、目に見える解剖学的な肝臓だけを意味するものではありません。目には見えないけれど、肝臓が関わる身体のはたらきや現象をまるごと意味するものだと考えてください。つまり、そこにはまぎれもなく、実在する臓器「肝臓」のはたらきが含まれ

はじめに

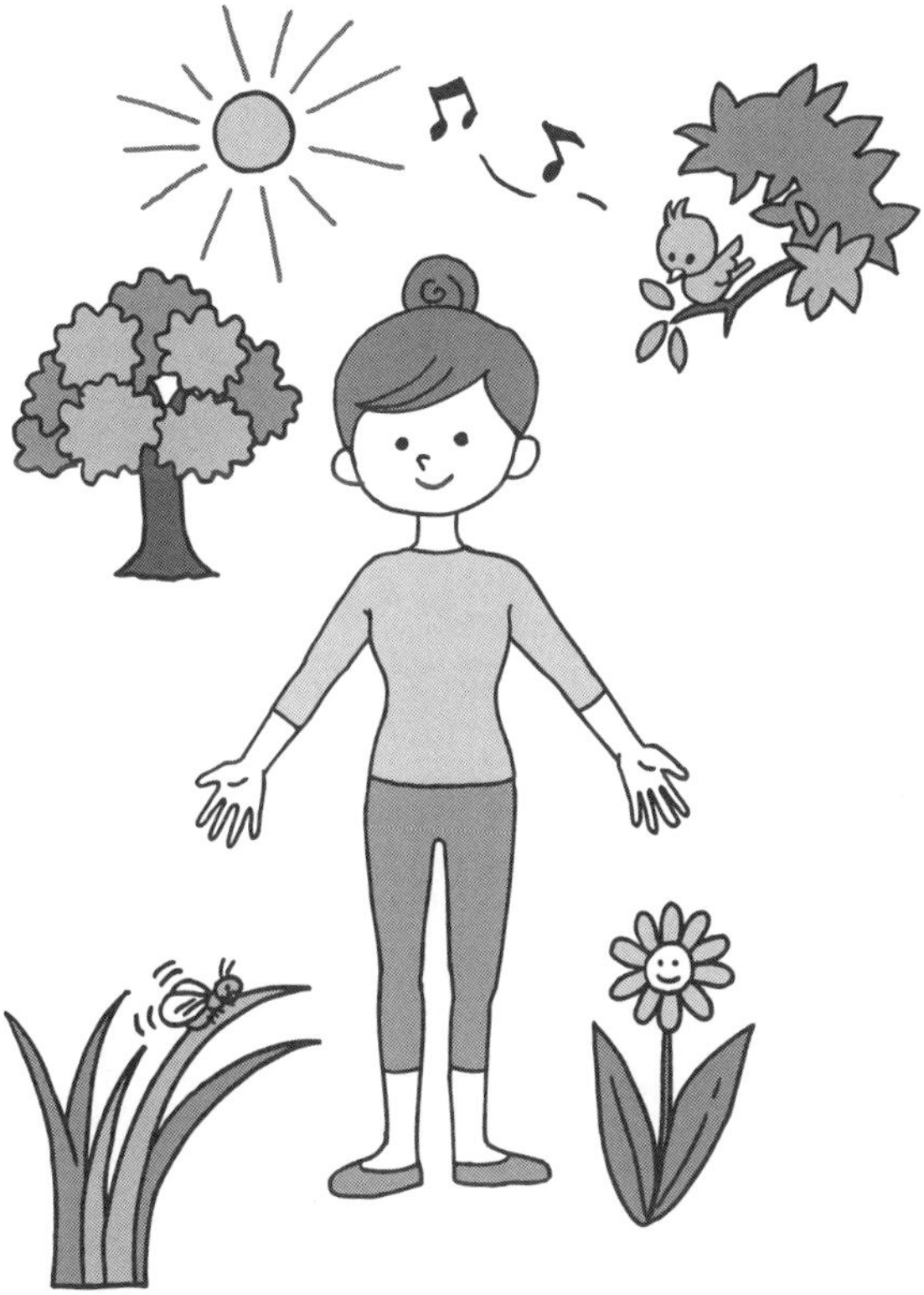

つい忘れがちだが、人間も自然の一部であり、自然そのもの。
そう考えると、中医学からの観方（みかた）が一気にわかりやすくなる。

ているのです。

この本を手にとっている皆さんも、おそらく痛みや不調を経験したことがあるでしょう。その痛みや不調はどのようにして起こりましたか？　怪我や食べ物にあたったというような原因が明確なら話は別ですが、多くの場合、原因がよくわからないと思います。

繰り返す痛みや不調は一体何が原因なのでしょうか？　いつも元気な人とそうでない人、その違いはどこにあるのでしょうか？

現代医学は目覚ましい進歩を遂げているにもかかわらず、原因がわからない痛みや不調は後を絶ちません。そのためか、テレビ番組や書籍では健康をテーマにしたものが高い人気となっています。

そこで、健康を左右するものとしてよく取り上げられるのが、ストレスや自律神経、ホルモンバランス、呼吸、筋膜、腸、異常気象（気圧）、脳、副腎といったところでしょうか。どのキーワードも、本当に大切なことに間違いはないと思います。それらがピンポイントで必要なこともあるでしょう。

ただし、あれもこれもと溢れた情報に振り回されたり、何かに固執してしまうことには注意が必要です。そのような情報パニックを防ぐためにも、肝臓とその周辺環境についての理解が必要だと考えています。なぜなら、いずれのキーワードとも密接に関わっているのが、肝臓だからです。

例えばサッカーやラグビーなどの試合で、華やかなスター選手が注目される中、ほとんどノーマークの目立たない選手が、実はゲームを支配する司令塔だったとしたらどうでしょう。ごく一部の熱烈なファンを除いて、解説者ですらその事実に気づいていないかもしれません。その地味で寡黙な選手が司令塔

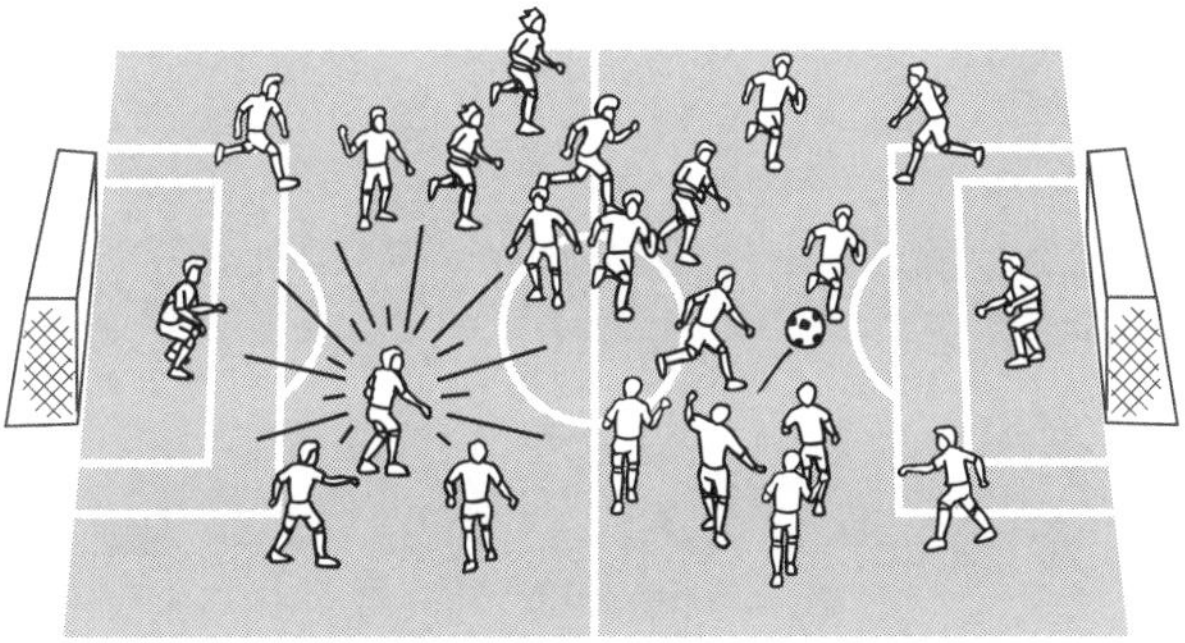

ノーマークの目立たない選手が、実はチームの司令塔!? 肝臓こそは、そのような「健康のキーマン」なのだ。

だと気づくのが遅ければ、ゲームは相手チームに支配され、勝敗の行方は決まってしまいます。

身体でも同じことがいえるのです。**肝臓は、身体の主要なところに影響を及ぼしてバランスをコントロールしている、まさに健康の立役者です。**肝臓の状態が悪ければ、知らず知らずのうちに様々な痛みや不調が生じることにもなりかねません。

そして、注意すべきことは、俗に**「沈黙の臓器」と言われるくらい、肝臓は目立たず、世の中の認識としてもノーマークになりやすい**ということです。

1日も早く、「肝臓=健康のキーマン」として認知され、様々な不調と関わっていることが新しい常識になってほしいのです。そのために健康の質を高める(肝臓を労わる)シンプルな方法を皆様にお伝えしたいと思います。

ぜひ、本書を最後までお読みいただきたいと思います。きっと今まで放っておいた不調が改善し、よりいきいきとした生活が期待できるでしょう。

それでは、新しい健康の概念をのぞいていきましょう!

まずは、肝臓の状態をチェック！

皆さんの肝臓は疲れていませんか？

実は肝臓は、お酒を飲まなくても、食生活や対人関係によるメンタルストレスなどによっても過剰なダメージを受けることがあります。もしあなたの肝臓が本来の6割程度のはたらきしかできていなくても、「沈黙の臓器」と言われるだけに、なかなかそれを認識する手立てがまだ現在の常識の中にはありません。

そこでまずは、次ページのチェックリストを参考に、普段のご自分の状態を思い出してみてください。**もし3つ以上該当するようでしたら、あなたの肝臓は疲れていて、実は悲鳴を上げている可能性があります。**

また、**簡単にできる肝臓ケア「肋骨下のマッサージ」**も合わせてご紹介しますので、ぜひトライしてみましょう！

★まずは、今のあなたの肝臓の状態をチェックしてみよう！

□①いつも、右くびから肩（肩甲骨）にかけて凝っている（時々痛みがある）。

□②肋骨のすぐ下の部分（季肋部《きろくぶ》）、とくに右側を押すと痛い。

□③最近、イライラしやすい。

□④肋骨周りや脇腹に、張るような痛みを感じることがある。

□⑤疲れやすく、ため息をつくことが増えた。

□⑥普段、筋肉が（ピクピクと）痙攣したり、足がつることがある。

□⑦生理中、生理前に心身の不調がある。

□⑧ストレスが溜まっているという自覚がある。

□⑨目に異常があらわれやすい。

□⑩慢性的に腰が痛い。

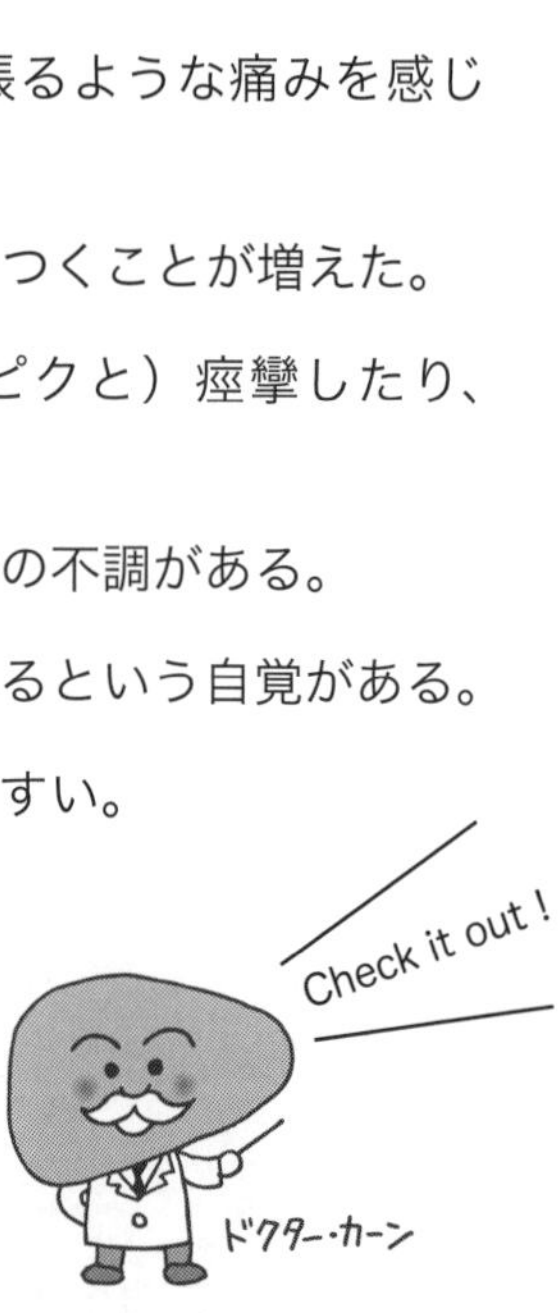

▶▶ やってみよう！ 超かんたん肝臓ケア

肋骨下のマッサージ

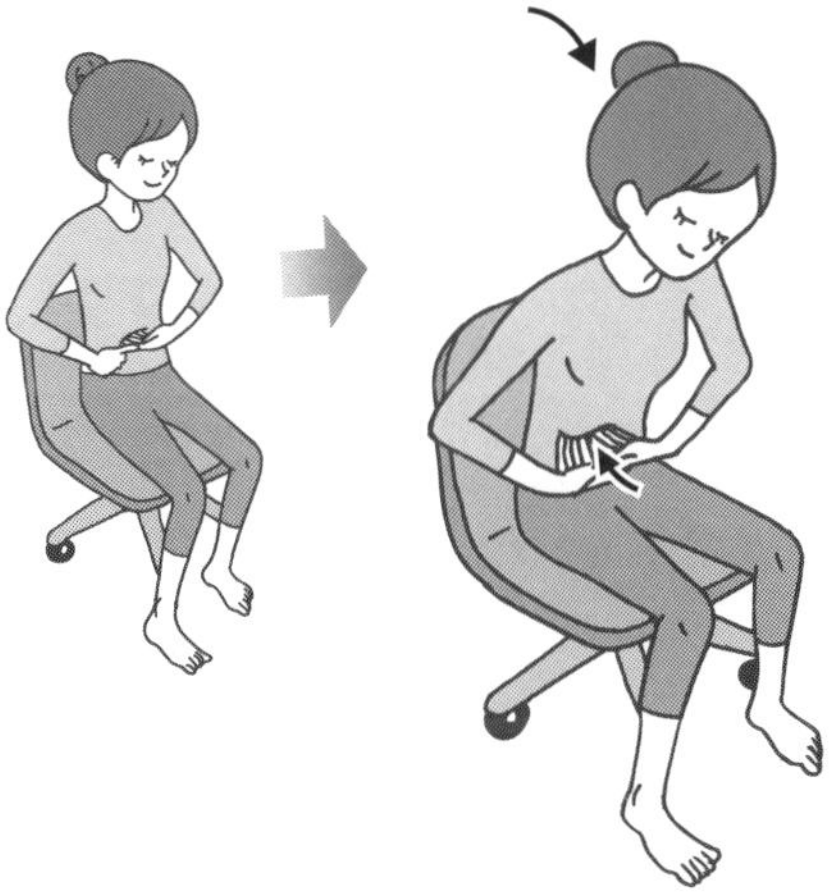

◎疲れやすいとき、呼吸が浅いときに効く！

イスや床に座って行います（仰向けで膝を立ててもＯＫ）。

左右片側ずつ、肋骨の下（季《き》肋《ろく》部《ぶ》）に両手の指の腹でやさしく圧をかけていきましょう。

少し深い圧をかけられそうなら、少しずつ体を前に倒していきます。仕事の合間やバスタイムなどに、苦しくない範囲で行うと良いでしょう。

マッサージ後は、いつもより深く呼吸できるはずです。

本書に登場する肝臓キャラクター

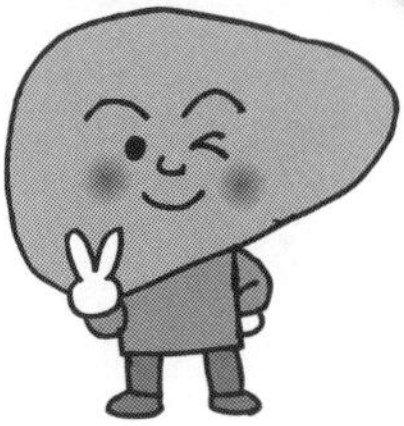

レバーくん

立命肝大学3年生。ボクシング部のエースで、得意技はボディブロー（レバー打ち）。

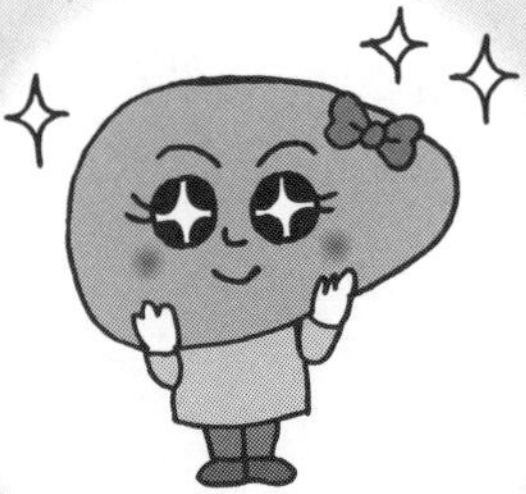

キモカワちゃん

女性的な美しさ・可愛らしさが内側から輝く女の子。レバーくんも密かに思いを寄せる。

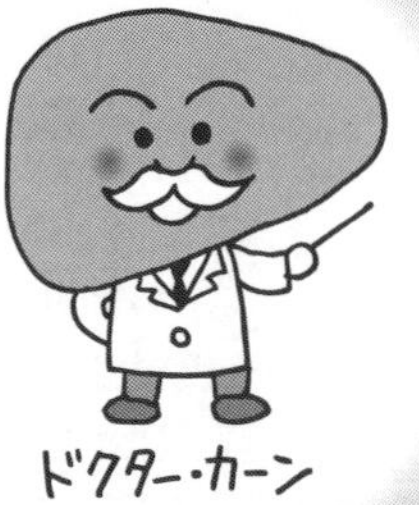

ドクター・カーン

国立バテ肝研究所（NBLL）所長、立命肝大学名誉教授。実は気さくでおちゃめな博士。

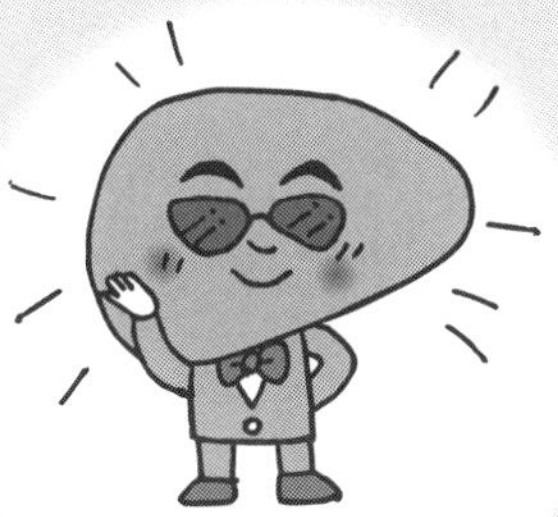

イケカン兄さん

キザでナルシストだが、心は
やさしい。筋トレが趣味で、
脱げば意外とマッチョ。

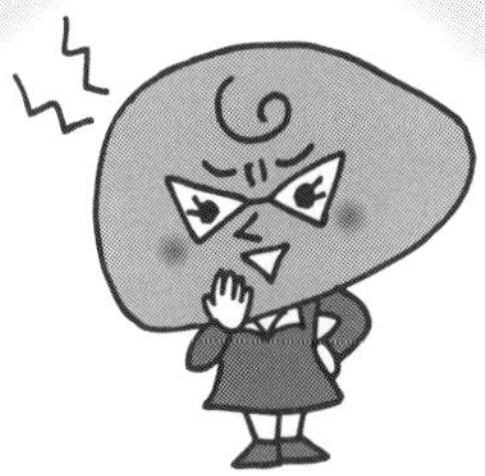

肝野イラ子さん

才色兼備のキャリアウーマン。
少しヒステリックだが、怒りを
爆発させた後は落ちこむ。

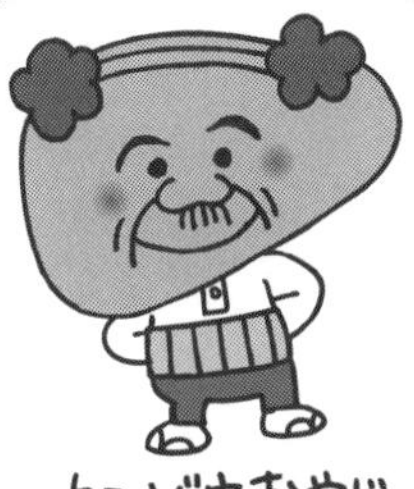

カンゾウおやじ

いつも昼間からお酒を飲んでいる
謎のおじさん。実はハーバード大
卒の超インテリだとか…。

••• Contents

第1章 そもそも不調や病気の原因って？

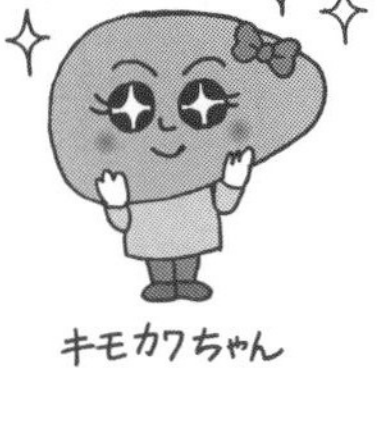

◎いつも元気な人と不調を繰り返す人の違いは？

なぜ人は、身体の不調を感じたり、病気になるのでしょうか。体質のせいでしょうか、それともストレスでしょうか。風邪なら誰かにうつされるからでしょうか。

どれも間違いではないでしょう。

では、なぜ同じ職場ではたらいているのに、体調を崩しやすい人とそうでない人がいるのでしょうか。同じものを食べたとしても、なぜ違う不調を訴えるのでしょうか。

その答えを知りたくて、私は東洋医学の世界にのめりこんでいったのかもしれません。というのも、私は少年時代に小児ぜんそくを患っていて、健康にまったく自信がなかったのです。サッカーをしていて体力はありましたが、いつもどこかに不調や痛みを抱えていたように思います。

それは成人になってからも続き、体調不良に悩まされる度に、こんな自分が人を治療する仕事をしていいのだろうかと悩んだものです。一方で、「こういう体質だから仕方がない」

と思いこんでいるふしがあったのかもしれません。

「健康な人はいいな」

「何でいつもあの人は元気なんだろう」

いつもそのように思いつつ我慢しながら、周りに気づかれないようにしてました。しかしそんな自分が、**あるときから徐々に不調を感じなくなっていきました。**もちろん今でも、不摂生をしたり、大きなメンタルストレスがあれば、調子を崩すこともあります。それでも、以前とは程度も違えば回復の早さも全く違うのです。

クライアントから、よく次のような質問をいただきます。

「肩が凝ることはありませんか？」

「体調が悪くなることはありませんか？」

「どこかが痛くなったらどうしていますか？」

もちろん、ごくたまに肩が凝ることもありますし、体調がすぐれないこともたまにはあります。そんなときは、早めに自分を労わってセルフケアをする習慣が身についているくらいです。

実は、**私が変われたきっかけは、古代から伝わる中国医学の考え方にあります。**といっても中国医学（以下、中医学）は難しく、当初はなかなか頭に入ってきませんでした。

とくに、「気」の話は胡散《うさん》臭く感じました。鍼灸とマッサージの師である父にアドバイスを求めても、「それは気の問題だから」といった回答ばかりで、腑に落ちないことだらけでした。

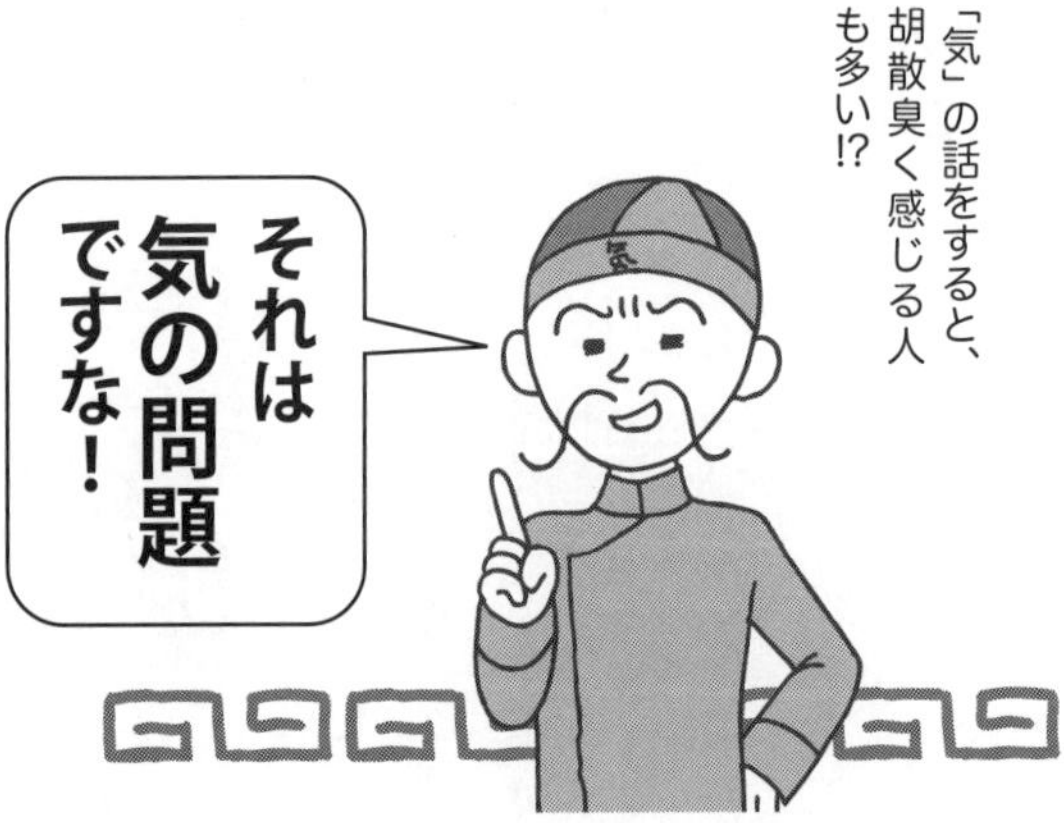

「気」の話をすると、胡散臭く感じる人も多い!?

ただ1つだけ、頭の中にスッと入ってきたのが、中医学の「病因論」です。病気の原因を「内因・外因・不内外因」と大きく3つに分けたもので、中医学に対して半信半疑だった私にも、これだけはすんなり理解できたのです。

その中でも、内因という自分の内側の問題、感情の状態によって体の内側のバランスを崩すと、外因を受けやすくなったり、不内外因にも移行しやすくなることに注目しました。つまり、感情をコントロールすれば不調も防げるかもしれないと、当時の私は考えていたのです。

しかし、感情を無理に抑えこんだり、感情

内因	七情《しちじょう》（怒・喜・思・悲・憂・恐・驚）
外因	外邪《がいじゃ》（六淫《ろくいん》）、疫癘《えきれい》（伝染病）
不内外因	飲食不摂、労倦《ろうけん》、労逸《ろういつ》、房事過多《ぼうじかた》、外傷、痰飲《たんいん》、瘀血《おけつ》

中医学の「病因論」では、病気の原因を大きく３つに分けている。

だけに意識を向けても、さほど大きな変化を感じられませんでした。自分の心をコントロールすることは、簡単ではなかったのです。

中医学の病因論は、対人関係におけるメンタルストレスや自分の感情を、客観的に知るきっかけになります。また、生活習慣や環境を見直すうえでも実に素晴らしいものです。しかし、私がその本質に気づいたのは、しばらくしてからになります。

その後、自分を分析しながら、日々クライアントを施術させていただくことで、いつも元気な方の共通点がだんだんとわかってきました。それは、**「自分自身をよく分析できている」「自分をとりまく外部環境との関わり方を心得ている」ということ**です。

つまり、私に足りなかったのは、自分の分析はもちろん、周りの環境との関わり方だったのです。

今思えば、自分のことをわかっていたつもりが、実はそうではなかったのかもしれません。あるとき、クライアントとの会話の中で、このようなことを言われました。

「人間は環境の生き物なのよ。昔、中学校の先生に言われたわ」

なるほど、その通りだと私も思いました。彼女は、人を見る目に長けていて、少し人と

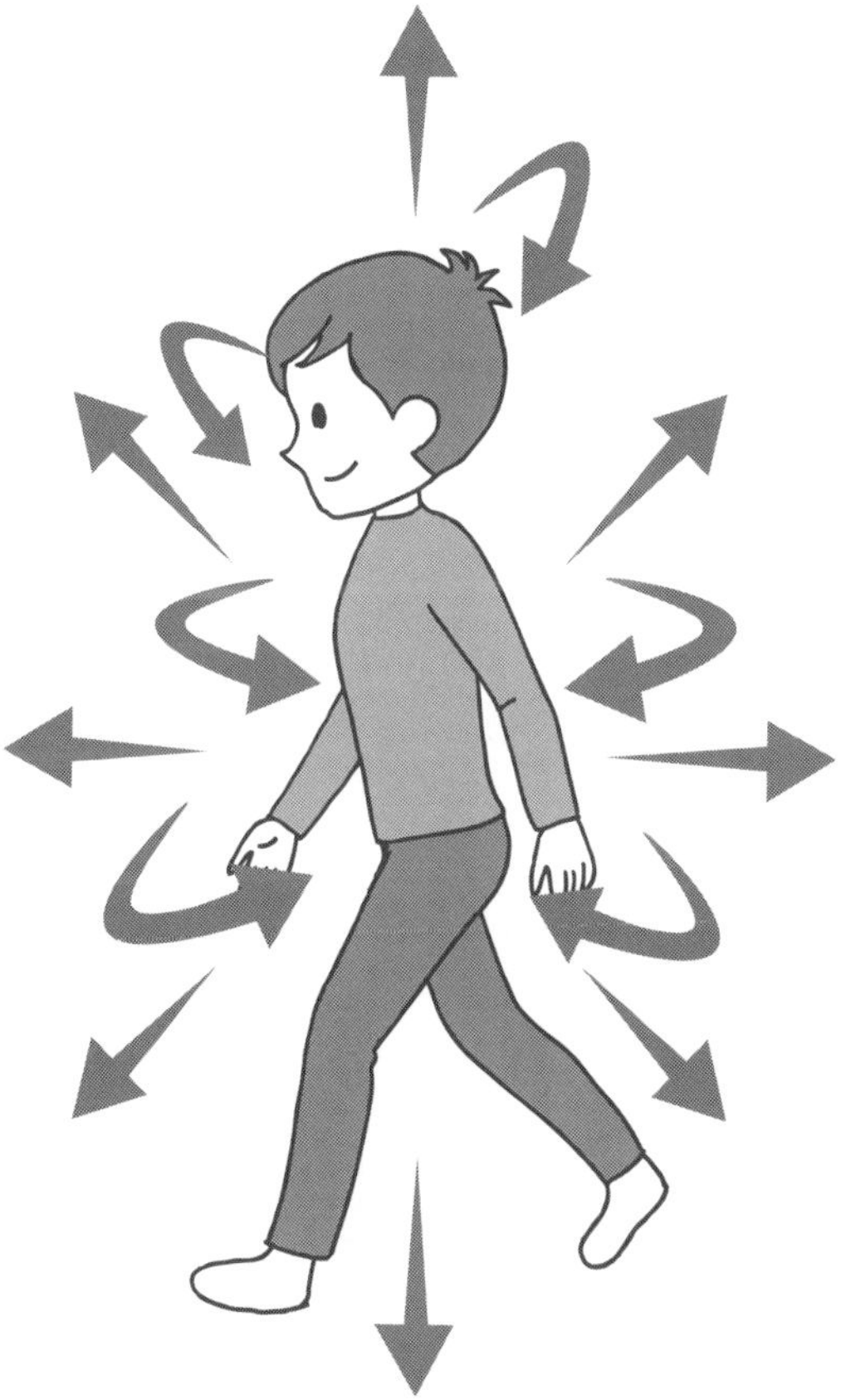

いつも元気な人は、自分自身を分析できていて、
外部環境との関わり方も心得ている！

話をしただけでも、すぐその人の本質を見抜いてしまいます。それだけに、とても説得力を感じました。

私たち人間は自然の中で生かされているため、日々、様々な事物（モノ）や現象（コト）の影響を受けています。忘れがちですが、それは事実です。だから環境に左右されるし、環境の変化を楽しむこともできます。いきいきと人生を送っている魅力的な方々は、きっとそれをわかっているのでしょう。私もだんだんとそのことに気づくことができました。

やはり**人間は、常に周りの人間や気候といった自然環境の影響を受けている**のです。

もちろん、DNAの違いや、個体差、さらにはその人自身の状態などが、なりやすい病気や不調に関わっていることはまぎれもない事実です。同時に、その人を取り巻く周囲の環境要因が関わっています。

そして、**自分自身を分析することで、外部環境との関わり合い方も上手になっていく**のです。

例えば私の場合、「汗をかいたらすぐにタオルで拭いて、身体を冷やさないようにする」「あれもこれも食べたくてしょうがないときは、疲れて身体が乱れているから、あえて少しセーブする」「長時間の寝だめをしない」など、少しずつルールができあがっていきました。

もともと呼吸器系が弱かった私は、汗をかきやすく、汗で身体を冷やしてよく風邪を引いていました。

また、疲れすぎたり、大きなメンタルストレスがあると、味覚の変化、偏食、過剰な食欲があらわれていました。そこで思うがままに飲み食いしてしまえば、後で調子を崩すことが目に見えてわかるようになりました。そんなときこそ少し冷静になって、セーブします。

そして、呼吸器系が弱いタイプの人は、一度に寝だめをすると気血《きけつ》の流れが滞るため、規則正しい生活と睡眠が求められます。疲れたから長い時間寝るのではなく、ある程度の睡眠時間を確保したら、適度な運動が必要だということもわかってきました。

このようなことはあたり前の話かもしれませんが、実は意外と現代では見過ごされています。なぜ私が向き合えたのかといえば、中医学の知恵を学んで多くのクライアントを診させていただく中で、自分にも同様にあてはまると気づいたからです。

本当の原因がすぐ身近にあるにもかかわらず、気づかなかったり、受け入れられないことはよくあります。

「何となく心理的なストレスが続いていて、こんなときに限って腰が痛くなる」
「最近イライラすることが続いていて、咳も止まらない」

例えば、このような状況が続くと、腰の痛みや咳そのものに意識が向き、その原因やきっかけには目を向けなくなってしまうのです。それどころか、自分に都合のいいようにすり替えて状況を認識したり、無意識に原因に気づかないふりをしていることさえあるのです。

世の中の常識や流行に振り回されるのではなく、自分の身体の声を聴くことが大切です。病気や不調になる前に、実は早い段階で体や心の変化として、何らかの異変があらわれています。このシグナルに気づけなくなっている人が実に多いのです。

その理由は、先に述べたように原因を受け入れられないからであり、そういった常識がないからということも挙げられます。何となくわかっていても自分の体力を過信していたり、自分の体を大切にできていないこともあるでしょう。

例えば、昨今、腸がよく話題になります。腸が大事だとわかると、早速、便秘を改善しようと、溢れた情報を頼りにあれこれやってみるものの、結局、あまり効果を感じられなかったという方も多いのではないでしょうか。

もちろん、腸は本当に大事な臓器ですし、腸にいいことを否定するつもりもありません。腸やそれに関わる病気のメカニズムを正しく理解することは大切なことです。

しかし、それにも増して大切なのが、自分自身のことを理解したうえで自分に合った腸の整え方を考えることです。つまり、溢れた

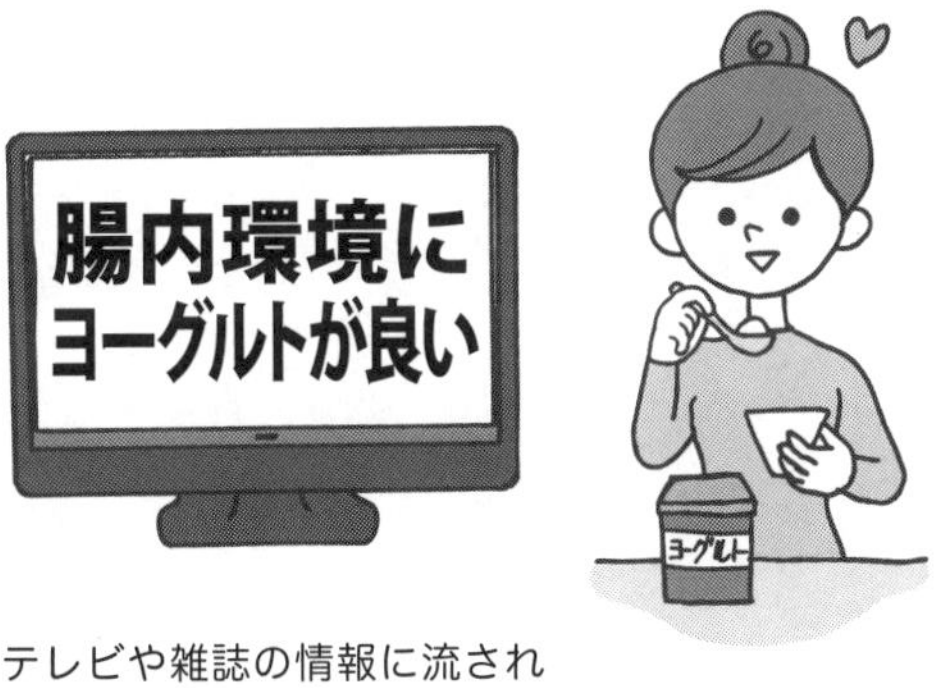

テレビや雑誌の情報に流され
すぎないようにしよう！
まず自分自身と周りの環境を
正しく知ること。

情報を鵜呑《うの》みにするのではなく、自分自身と、周りをとりまく環境を正しく知ることが大切です。

そして、**悪しき習慣と環境を、自分の意志によって変える必要がある**のです。

そのために本書では、中医学の観点から肝臓を軸としながら、**ストレスや免疫、自律神経、呼吸、感情といった健康常識のキーワード**も交えて紹介していきます。

ただし、正しく知るといっても、細かく分析しすぎたり、こだわりすぎるのも、ときとして逆効果になります。**ある程度おおざっぱに、まるごと捉えていくことがコツ**です。

この曖昧《あいまい》ともとれる観方《みかた》が中医学の優れたところであり、現代物理学も、ある種このような東洋思想から進化発展しているといいます。

このような観方《みかた》を身につけると、きっと今まで聴こえなかった自分の心と体の声をキャッチできるようになるでしょう。

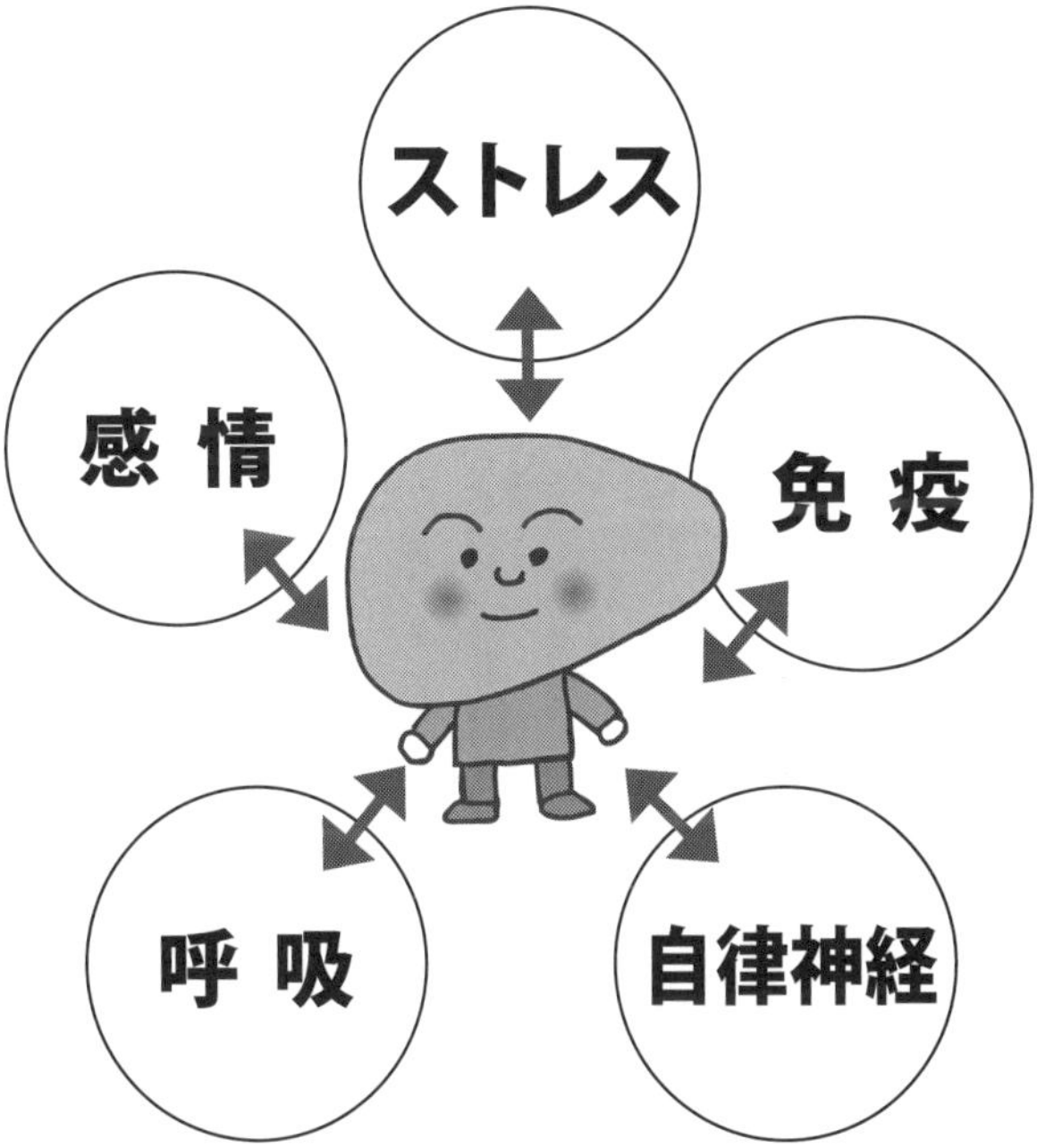

肝臓こそは、あらゆる健康常識キーワードと
関わる、中心的存在だった。
肝臓のことを知り、整えれば、すべての要素
をベストな状態に導く！

◎「馬鹿は風邪を引かない」は本当？

子供の頃、風邪を引かなくていつも元気だった人は、「馬鹿は風邪を引かないんだよ」とからかわれたことがあるかもしれません。よく風邪を引く人のやっかみにも思えますが、私は**この言葉には深い意味がある**と思っていました。

実際のところ、この言葉は辞典で見あたりませんでした。しかし、俗な言葉だとしても、ついつい風邪を引かない人はどんな人なんだろうと探してみたくなってしまいます。似たような言葉で、『故事ことわざ辞典』（創拓社刊）には「阿呆《あほう》は風邪ひかぬ」という言葉が載っています。そこには「ばかは丈夫だから風邪一つひかないということ」とあります。

現在では同義語として、「馬鹿は風邪を引かない」のほうがよく使われているようですが、関東では「馬鹿」を、関西では「阿呆《あほう》」を常用するようで、その意味やニュアンスも地域によって若干異なるようです。

風邪は万病の元といわれるくらい、あらゆる不調や病気の原因になるものです。ある意味では、風邪を引かないくらいの阿呆《あほう》や馬鹿であることが、現代には必要とされているのかもしれません。

もちろん、風邪を引くことで、体をリセットすることもできます。今まで痛かったところや、不調がいっぺんに消えてしまうこともあるので、免疫力を高めていく子供に限らず、大人も時々風邪を引いた方がいいという意見もわかります。

さらに近年では、風邪を引かないことを問題視することもあるようです。もっとも、体力のある人は、ちゃんと発熱してパッと治る傾向があります。しかし、なかなか治らない

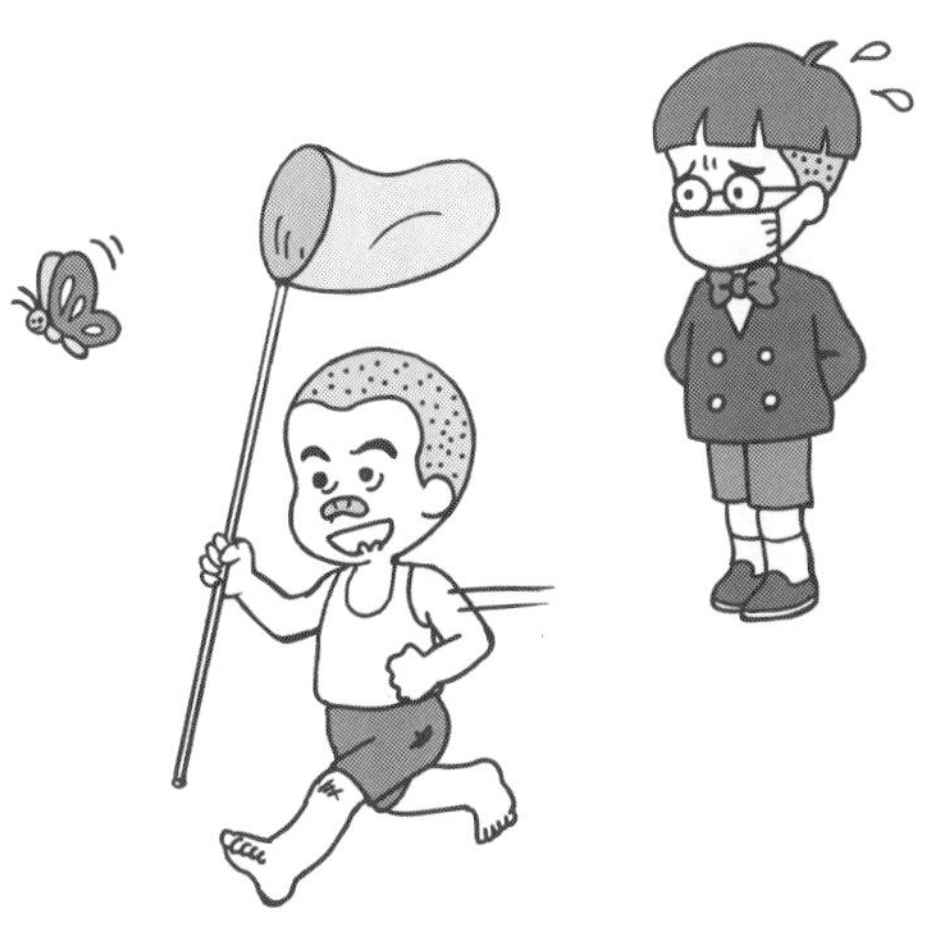

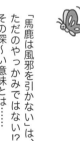

「馬鹿は風邪を引かない」は、
ただのやっかみではない!?
その深〜い意味とは……

と風邪も手ごわい相手になってしまいます。

そして普段から養生したり、健康についての情報を取り入れたり、定期検診やホームドクターにかかること、薬を服用することも、もちろん必要です。


しかし一方で、多くのクライアントを施術させていただいてわかるのは、**健康な人ほど「あまり気にしすぎない」**ということです。

といっても、その方々が阿《あ》呆《ほう》や馬鹿だというわけではありません。**必要な常識や、情報を聴き入れる余裕を残しながらも、しっかり取捨選択できる方々が、体調を大きく崩すことなく、元気でいきいきと生活されている**のです。

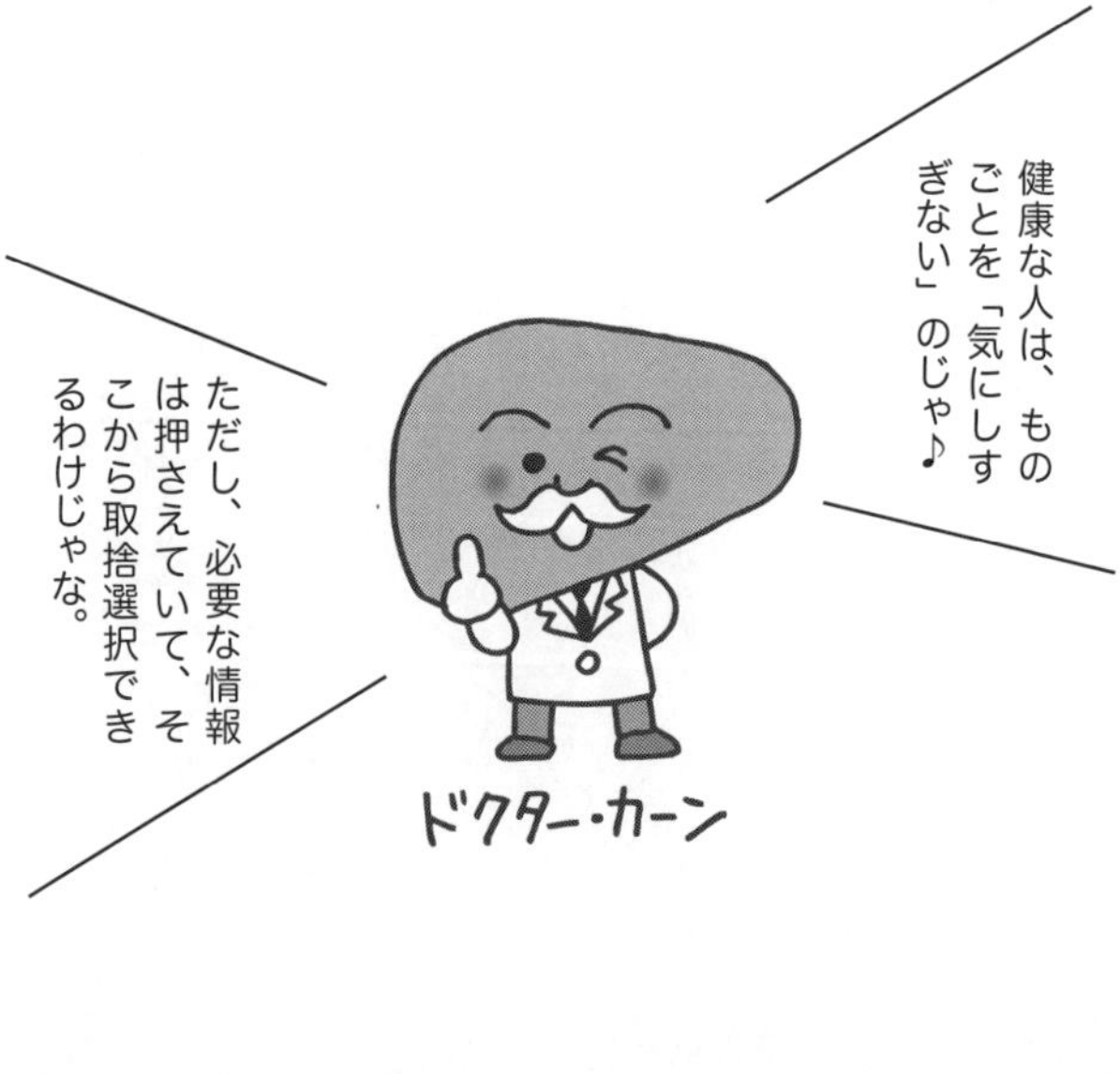
健康な人は、ものごとを「気にしすぎない」のじゃ♪
ただし、必要な情報は押さえていて、そこから取捨選択できるわけじゃな。
ドクター・カーン

これは、何かに過剰にこだわったり反応していると、体の内部のバランスや、自然をはじめとした外部環境とのバランスが取りづらくなってしまうからではないでしょうか。

つまり、人間が本来持っているホメオスターシス（恒常性維持機能）や免疫力の低下、すなわち自然治癒力の低下となってあらわれるのです。


近年常識となった「ストレス」という言葉について考えてみましょう。

ストレス状態を引き起こすストレッサーがあると、まず身体は反応して抵抗します。そして心身が疲れて弱ったとき、心や体のアンバランスや不調を引き起こします。

ストレッサーになるものは、36ページ図のように大きく4つに分けられます。


一般的にストレスというと、36ページ図の④、対人関係におけるメンタルストレスを意味することがほとんどといっても過言ではないでしょう。そのくらい、メンタルストレスが健康を害することはよく知られているのです。

阿《あ》呆《ほう》な人や馬鹿な人が、実際に対人関係におけるストレスを抱えにくいかどうかは、わかりません。ただ、**メンタルストレスが原因で内側のバランスを崩し、他の様々な外的環**

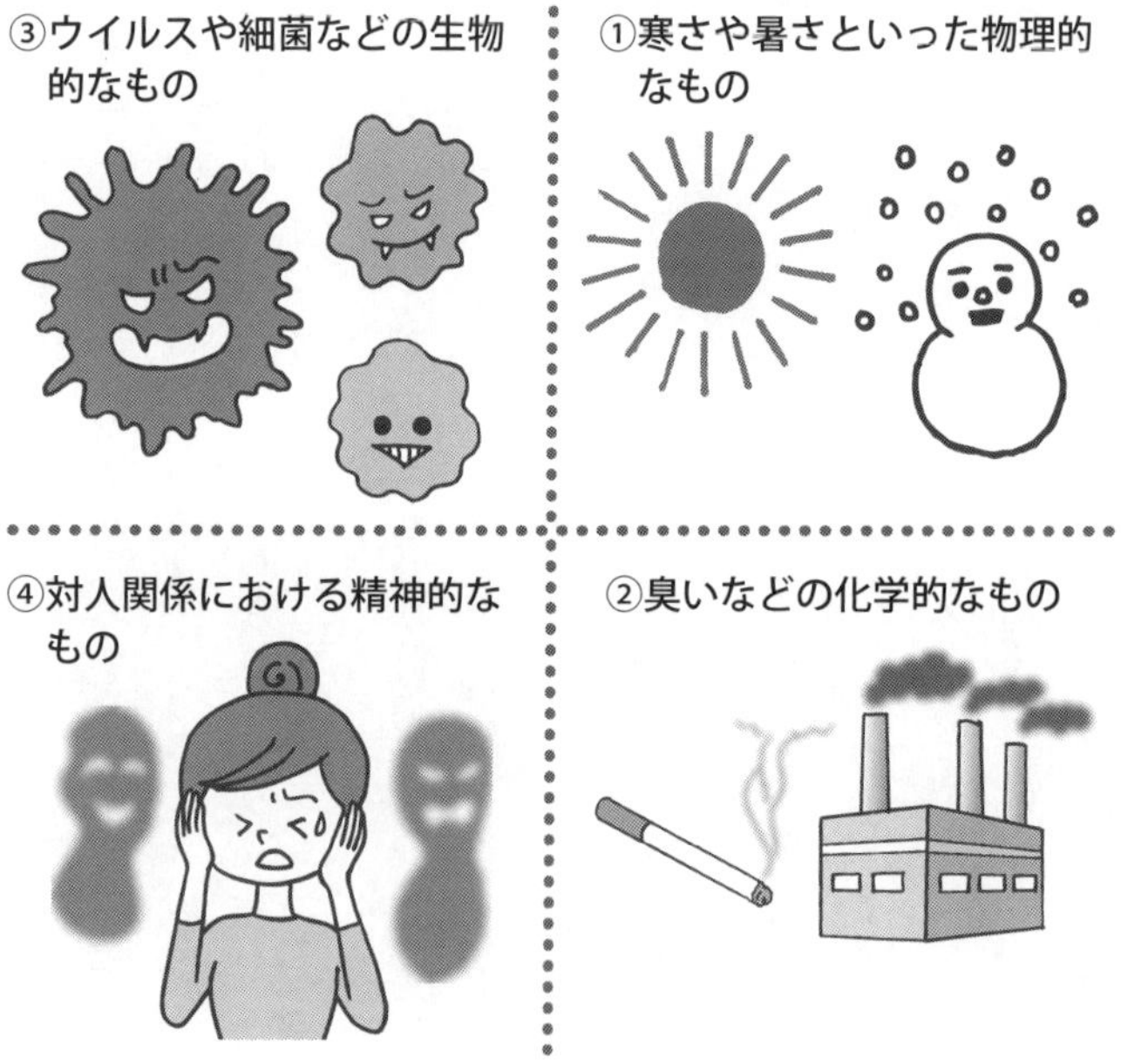
③ウイルスや細菌などの生物的なもの
①寒さや暑さといった物理的なもの
④対人関係における精神的なもの
②臭いなどの化学的なもの

ストレスを引き起こすものは、大きく４つに分けられる。
通常は、④の対人関係におけるメンタルストレスを意味することが多い。

境にも適応できなくなってしまうことは、まさに現代だからこそ抱える大きな問題ともいえるでしょう。

実は、今から約２５００年も昔の人たちは、すでにこの重要なことに気づいていました。これが前述した中医学の病因論の1つ、「内因」にあたります。七情《しちじょう》（怒・喜・思・悲・憂・驚・恐）という感情の状態が、五臓六腑に影響するのです。

そして、その**五臓六腑の気血《きけつ》（全身に栄養とはたらきを与えるエネルギー）の状態が、経絡という体を流れるエネルギーラインをつたって、様々な部位（皮膚や筋肉など）に痛みや不調としてあらわれる**と考えます。この現象は、メンタルストレスを受けて胃の調子が悪くなると、自律神経の反射を介して背中に痛みがあらわれる、という解釈にも近いものがあります。

ところで、皆さんは「気」というものを信じますか？

気を放って人を倒す武術的な外気功のように、派手なイメージを持つ方もいらっしゃるでしょう。私は今でこそ、その存在を疑わなくなりましたが、正直なところ鍼灸師になってからも、どこかで信じきれないところがありました。中医学において気の理解はとくに

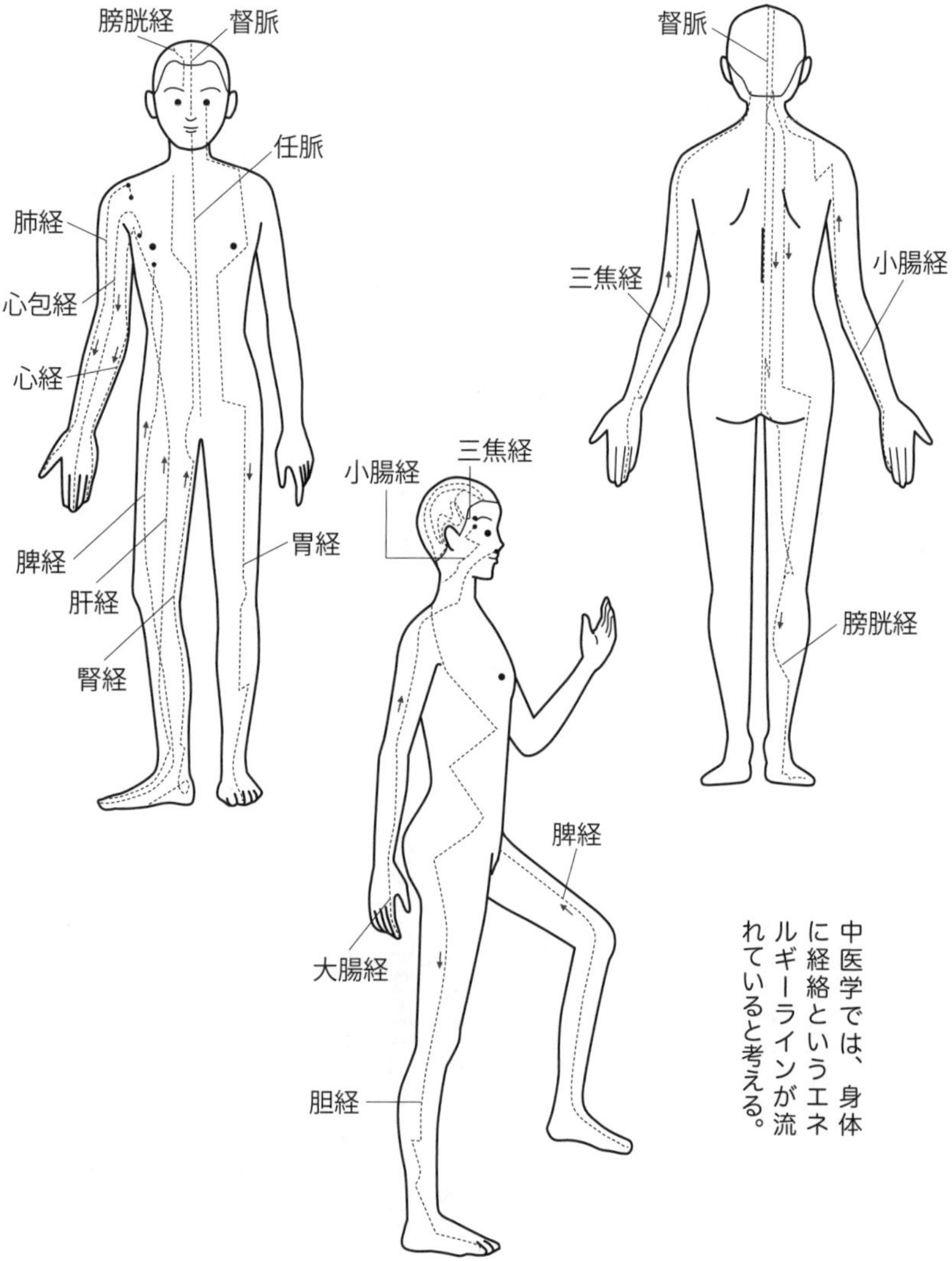

中医学では、身体に経絡というエネルギーラインが流れていると考える。

大切ですので、また後で詳しく説明します。
　以前、気功麻酔を成功させた世界的な気功の大家である林《りん》厚《こう》省《しょう》先生の講演に参加したことがあります。何が世界一といわれる所以なのか、実際に会える機会に恵まれ興味津々でした。
　実際お会いしてみると、やはり普通の気功師とは雰囲気が違いました。何より肌が群を抜いてツヤツヤしていたのを覚えています。参加者全員に対して気を感じさせるパフォーマンスもありましたが、それよりも、1つの言葉が私の心に残りました。

「私は今まで生きてきて、一度も風邪を引いたことがありません」

　それを聞いた瞬間、不謹慎ですが「馬鹿は

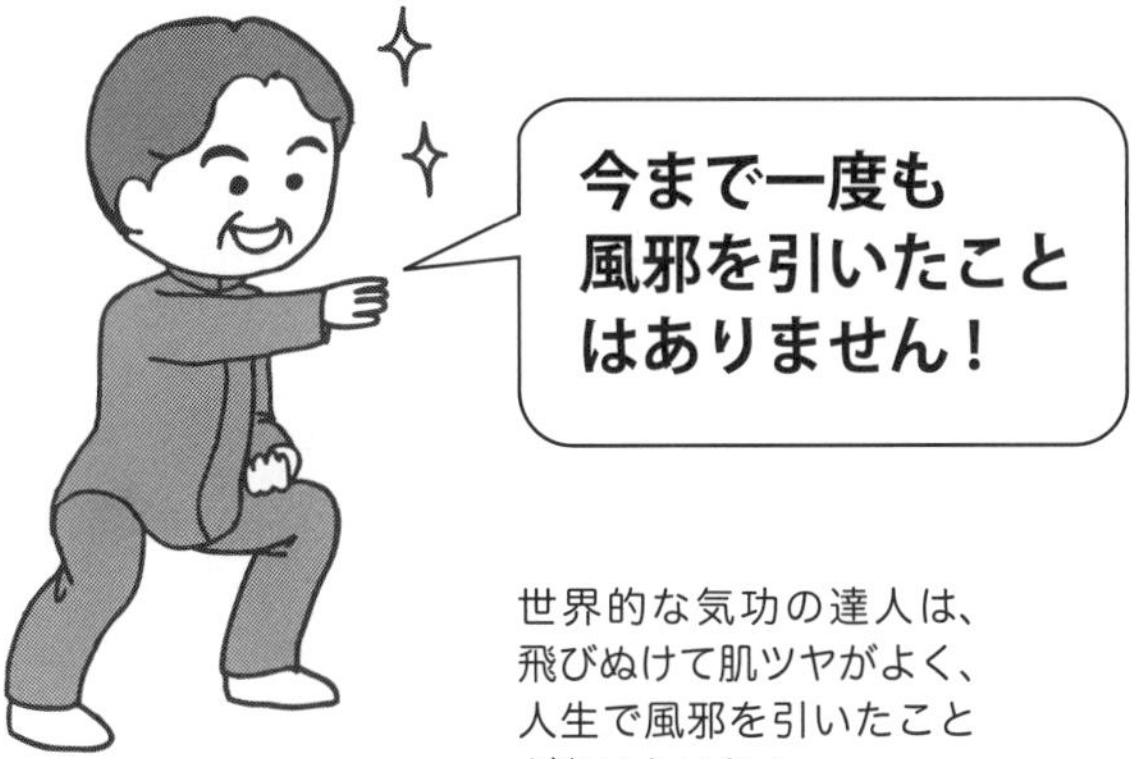
今まで一度も
風邪を引いたこと
はありません！

世界的な気功の達人は、
飛びぬけて肌ツヤがよく、
人生で風邪を引いたこと
がないという！

風邪引かない」という言葉が頭をよぎりました。林《りん》先生が馬鹿ではないとわかっているのに、です。

では、気功、つまり気の練功をすれば風邪を引かなくなるのでしょうか。残念ながら、気功をやっていても風邪を引く人はいるでしょう。しかし、しっかりと練功を積んでいる人なら風邪を引きにくく、不調も生じにくいといえます。

ここで誤解しないでいただきたいのですが、「風邪を引かないこと＝健康」ではないということです。しかし、林厚省《りんこうしょう》先生をはじめ、**風邪を引かなかったり、引いてもすぐ治る、治癒力に溢れた元気な人は、やはりストレス耐性が強く、免疫力も高い**ことが予想できます。

このような効用は、気功やヨガといった養生法だけに限られるものではないでしょう。毎日好きなことをして気もちよく生きている人は、情報に惑わされて神経質に健康的なものに執着している人よりも、健康的といえそうです。

とはいえ、健康志向が高くて、自分が信じるものを心から楽しんでいる人は実に健康的です。そのような人は、自分に必要なものを選ぶエネルギーに溢れています。

真面目な人が神経質な傾向にあり、ストレスによって免疫機能が低下すると考えるなら、「阿《あ》呆《ほう》は風邪ひかぬ」も「馬鹿は風邪を引かない」も十分納得できます。

ただし、ここでいう風邪は主な原因がはっきりしないものであって、インフルエンザなどの流行性のものではありません。このような知識をきちんと備えることも必要でしょう。

もしかしたら、**ここでの阿《あ》呆《ほう》や馬鹿とは決して頭が悪い人ではなく、何かに夢中であったり、生き生きしている人のこと**ではないでしょうか？　私には、○○馬鹿というのは、なんだかとても魅力的な人に見えます。そして、**そういう人たちはいつも気が巡っています。**そのように考えると、「阿《あ》呆《ほう》は風邪ひかぬ」「馬鹿は風邪を引かない」は、まさに的を射ており、素晴らしい言葉なのではないでしょうか。

もう1つ、例を出しましょう。

「病は気から」。三省堂大辞林によると、「病気は気の持ちようで重くもなれば軽くもなる」となっています。ここでの「気」とは、考え方や心を意味しています。

目に見えない気についての説明は簡単ではありませんが、日本では「勇気」「元気」「活

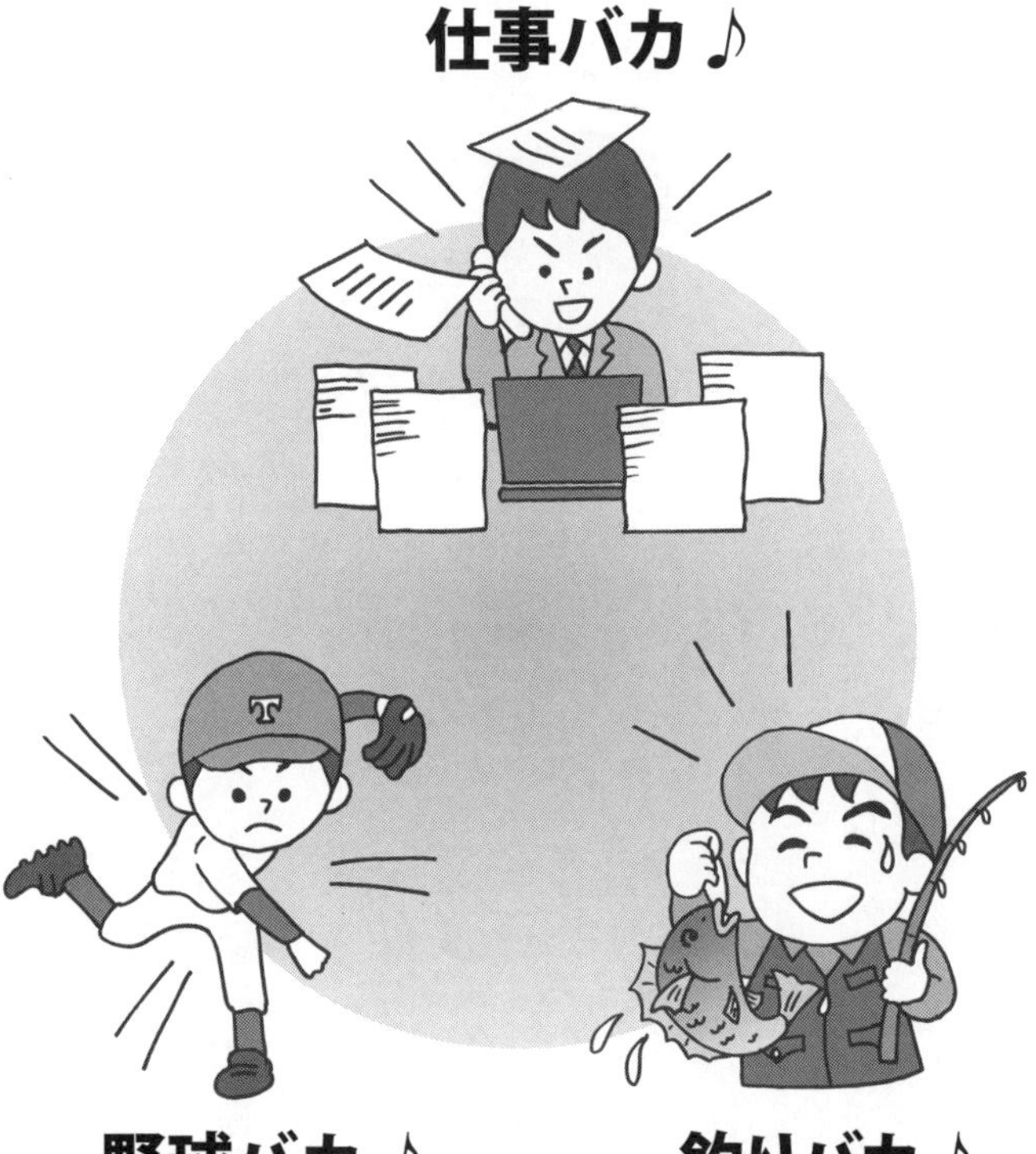

何かに夢中になって生きている人は、
いつも「気」が巡っているため、風邪
も引きにくいのかも!?

気」といった言葉の中や、気配りや気遣いといったことが日常生活でもあたり前のように行われているものです。しかし、科学的にはまだ完全に解明されてはいません。

世の中には、目に見えないけど存在しているものは、案外たくさんあります。

例えば、テレビやラジオ、携帯電話なども、目に見えない「電波」が存在するから使えるわけです。地球の裏側の情報までわかるのに、いちいち「電波」がみえるどうかなんて考えることもないでしょう。改めて考えると本当にすごいことですよね。

それでも、気の話に抵抗を感じるのもわかります。電波の存在は科学的な根拠があるから信じられるけど、気にはそれがないから信じられないという人もいるでしょう。でも、相手のやる気や情熱といった気もちがわかるように、解明されていなくても確かに感じられるのが「気」というものなのです。近い未来、「気」の存在が解明される日もくるかもしれませんね。

ここで、今までの話をまとめておきましょう。

・馬鹿は風邪を引かない（細かいことをあまり気に留めない）。

・気功の達人は風邪を引かない（気が巡っている）。
・病は気から（病気は気の持ちよう）。

「風邪は万病の元」ともいわれるため、全てではないにしても、「風邪を引かないこと」＝「不調を生じづらいこと」と考えてみます。

以上のことから、身体を流れる「気」なるものが不調を防ぐことになりそうです。
そして、「気」がしっかりと巡っているということは、気もちが前向きで、滞っていないことを意味します。つまり、それが健康の秘訣といえるでしょう。

それでは、どのようなことがあると気がスムーズに流れなくなるのでしょうか？
後で詳しく述べますが、例えば対人関係におけるメンタルストレス、悪い姿勢、怪我、呼吸の乱れなど、様々な原因が挙げられます。

中医学では、気をスムーズに流すことを「疏泄《そせつ》」といい、そのはたらきを担当している

のが五臓六腑の1つ「肝《かん》の臓《ぞう》（以下、「肝《かん》」）」になります。「肝」に問題が生じると気が滞ってしまい、「気滞《きたい》」という、いわゆるストレス状態になってしまうのです。

そして、**現代医学的な見方からすると、呼吸や感情の問題が、「気滞《きたい》」ととくに深く関わっている**と考えます。つまり、**気がスムーズに流れている状態とは、呼吸が気もちよくできていて、気もちも穏やかな状態**です。それは、自律神経にも偏りがなく、必要に応じて陰と陽が波のようにバランスを取っているような状態です。ここに肝臓が大きく関わっているのです。

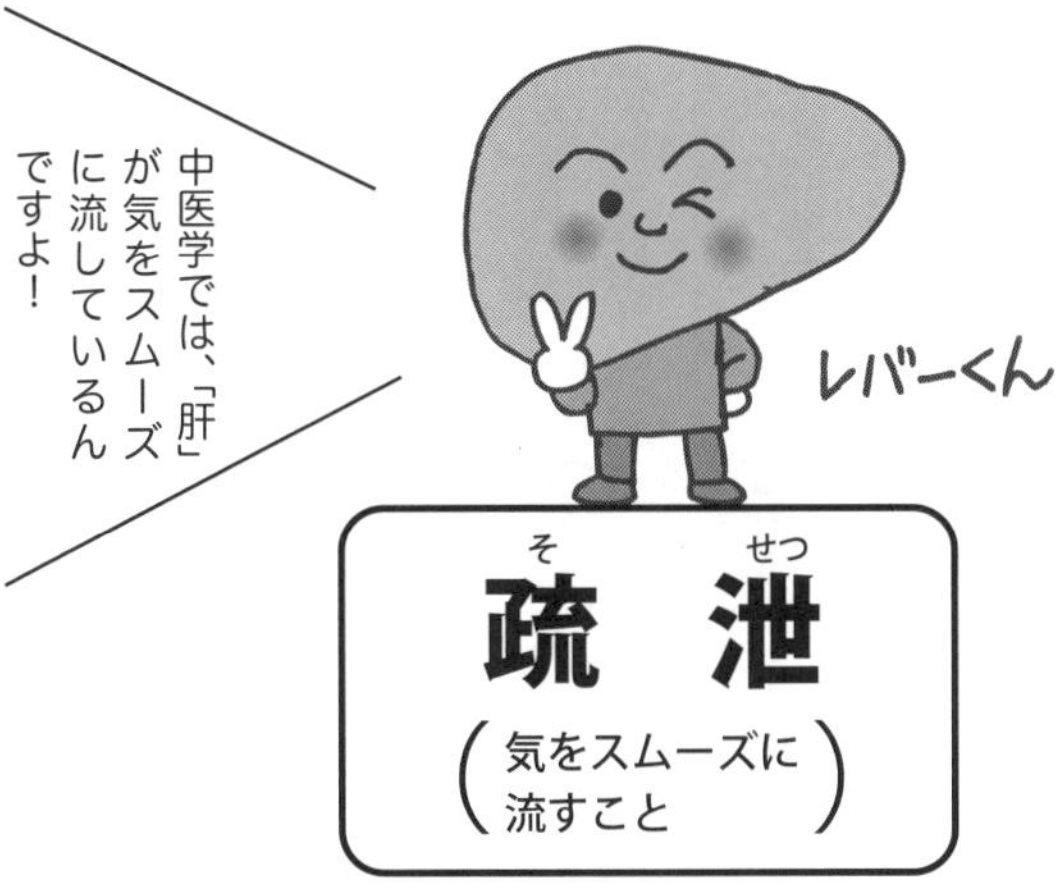
中医学では、「肝」が気をスムーズに流しているんですよ！
レバーくん
疎《そ》泄《せつ》
（気をスムーズに流すこと）

◎人生の「質」を考えてみる

今はまさに健康長寿の時代です。世界歴代最高齢はフランス人の女性で、１２２歳と１６４日という記録があります。日本人の平均寿命も、世界保健機関（ＷＨＯ）による２０１６年のデータで女性86・8歳（世界1位）、男性80・5歳（世界6位）となっています。

このように、今でこそ世界有数の長寿国となった日本ですが、実は**数十年前までは「人生50年」というスローガンを掲げていたほど短命国家だった**のです。その「人生50年」を達成したのは１９４７年、それほど昔のことではありませんね。そして、ようやく女性の平均寿命が60歳を超えたのが１９５０年です。

さらに少し時代をさかのぼると、幕末の頃の平均寿命は男女ともに30代半ばだったといいます。その頃は、現在の高齢社会など予想もできなかったのではないでしょうか。

もちろん、長生きだけが大切だといいたいのではありません。健やかにいきいきと生きることが大切です。

人生の質、中身をどう捉えるかは一人ひとりの価値観によります。しかし、**周りに迷惑**

をかけずに元気で長生きし、ぽっくり逝きたいというのが多くの人の本音なのではないでしょうか。

また、飽食の時代になったことや科学技術の進歩によって多くの恩恵を受ける一方で、原因不明の不調や病気は増え、さらに脳死や再生医療などでは道徳的な問題も生じてきました。現代のように、モノや情報が溢れ、西洋医学によって多くの伝染病や感染症の脅威から逃れられている今、何が最も脅威になるのでしょうか。

まず挙げられるのは、対人関係におけるメンタルストレスです。また、景気の低迷、異常気象、テロの恐怖など、将来を不安視する声も少なくありません。

さらに、デスクワークが増えることで、肉体と精神を弱体化させている一面も否定できません。今、健康長寿を全うされている方々は、戦争や貧困などの本当に苦しい時代を乗り越えてきた精神的にも肉体的にも鍛えられてきた方々だと私は認識しています。

結局のところ大切なのは、自分が生かされていることに気づき、感謝して人生を全うすることではないでしょうか。江戸時代の本草学者・儒学者、貝原益軒《かいばらえきけん》が言ったように、決して命を粗末にしてはいけないのです。
そもそも**私たちの体は父母から生まれていますから、自分のものであると同時に、天からの授かりもの**です。自分の体が自分だけのものと思ってしまうと、命を粗末にしてしまうかもしれません。自分だけでなく、人のために生きていることに気づければ、決して命を粗末にできないでしょう。

私を含め、今改めて、自分が置かれている状況を見つめ直す必要があるのかもしれません。そして、過剰なモノや情報を整理し、本当に必要なものを選ぶことが大切です。
本書を読むことで必ず長生きできるとは限りませんが、いつも不調を繰り返し、周りに迷惑をかけて悩んでいる人には大きな改善の糸口となりえますので、ぜひ実践していただきたいと思います。

◎キレやすいヤンキーの顔（肝との関係）

今でこそあまり見かけませんが、私が学生の頃はヤンキーと称される不良学生がたくさんいました。キレやすくて怖い、目立っていてモラルを守らない、危険人物というイメージの人たちです。実際には、男気溢れるかっこいいヤンキーと、そうでないタイプが存在しました。

その頃は、「キレる」のはヤンキーやごくごく一部の人の特徴でした。ところが**近年では、思春期の若者に限らず、子供から高齢者まで幅広い世代に頻発している**のです。しかも、普段はそのような言動が見られないことにも注意が必要です。明らかにキレやすいと思われるヤンキーであれば注意できても、普段の言動や見た目から予測がつかないと、とんでもない被害を被ることもありえます。

よく報道で、犯罪者を知る人が「すごく良い人だったのに……」とか「面倒見が良かったのに……」などという証言が報道されます。しかし、どうして彼らはキレてしまったのでしょうか。何かシグナルは出ていなかったのでしょうか。自分や大切な人の身を守るためにも、周辺の状況を把握し、対処する術が必要だと考えます。

中医学では、魔が差したり、キレてしまうようなことは、少し前から「肝」に問題が生じていたと考えます（ただし、脳や先天的な問題など専門家の助けが必要なケースもあります）。とくに春は、毎年考えられないような事故や事件が多発しますが、「春」という季節も「肝」と五行において対応しています（122ページ参照）。

大切なのは、普段と違う状態にいち早く気づくことです。どうしたらその異変に気づけるでしょうか？

自分のことであれば、感情の変化や体調の

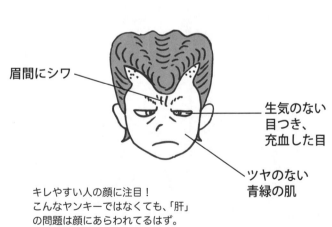

眉間にシワ
生気のない目つき、充血した目
ツヤのない青緑の肌

キレやすい人の顔に注目！
こんなヤンキーではなくても、「肝」の問題は顔にあらわれてるはず。

異変に普段から意識を向けておくことです。周囲に対しては、その人の言動や見た目に注意を払うのです。

もっともわかりやすいのが顔。顔のつくりだけを見るのではありません。とくに大切なのが、**目と顔色（肌ツヤ）、それから表情です。**

中医学では、「肝」の状態が目にあらわれると考えますが、目はそれ以上に心の状態、すなわち精神状態があらわれます。「目は口ほどにものを言う」とはよくいったもので、言葉ではなんとでも言えても、その人の目つきや眼差しから心の内がわかるのです。

これについては、苦い思い出があります。高校生の頃の私は素行態度が悪く、サッカー部の顧問の先生に説教を受けていたとき、「お前の目は腐った魚の目をしている！」と言われたのです。当時はますますヒートアップして腐りましたが、不調続きだった自分の目つきや思考がどれほどひどかったのか、今ではよくわかります。

まず、目に輝きがなく混濁していると、相手から信用されません。それから、目つきも重要です。目を細めたり、過剰に目を見開いたり、不自然な眼球の動きも心の状態をよくあらわします。

実に、目を見ればよくわかるものです。**目に落ち着きがあり、生気を感じる人は信用したくなりますし、応援したくなりますね。**そういう人は、「肝の臓」のみならず精神も健康といえるでしょう。ただし、あまりジロジロ見すぎるのも注意してください。トラブルの元になりかねませんので。

さらに、顔色も見てみましょう。まず大切なのは、肌にツヤがあるかどうかです。肌の色以上に大切なのがツヤです。肌ツヤから健康かどうかがわかります。

そして中医学では、五臓にそれぞれ対応した色があり、肝に対応するのが青です。青といっても、少し緑がかった青。**緊張していたり、精神的ストレスや体の不調を抱えている場合、眉間や目の周りに緑がかった青い色が見える**ことがあります。さらに**ツヤがなければなお、肝臓に疲労が溜まっている**と考えられます。

また、顔の皮膚はとくに薄いので、皮下にある血液の状態が顔色としてよくあらわれます。実際、怒っている人や血気盛んな人は顔が紅潮していたりしますね。

最後に表情も見てみましょう。とくにはっきりあらわれるのが、目元と口元です。付き合いが長くなれば、表情の癖がわかるようになるでしょう。

一方で、そのときだけいい顔をしても、ごまかせないものがあります。それはシワです。普段よくする表情によってシワは形成されるからです。もちろん、年齢に応じてシワがあらわれてくるのはごく自然なことであり、笑いジワのように、個性をプラスに引き立てるものもあります。また、寝相によってあらわれるシワも。

しかし一方で、普段からネガティブな感情を持ち、険しい表情をしていると、あらわれてしまうシワがあります。例えば、眉間のシワです。ちょうど眉間の中央には「印堂穴」というツボがあり、精神を安定させるポイントです。ヨガやアーユルヴェーダにおいても、チャクラの1つとして大切な部位です。


また、顔には表情を作る表情筋や、食べ物を噛み砕く咀嚼筋があります。いずれも消化器系との関わりが深く、自律神経の影響や心の状態があらわれやすいところです。そして、顔の骨格は顔面頭蓋や内臓頭蓋といい、表情筋などの顔の筋肉は発生的に腸管から進化したものだと言われています。

さらに、中医学における経絡というエネルギーラインも、消化器系に属するラインが顔の主な部位に流れているのは偶然ではないでしょう。

このようなことから、**普段から表情が豊かな人は、胃腸のはたらきも快活で、心もいきいきしている**ことがうかがえます。そして当然ながら、健全な消化器系のはたらきも「肝」および肝臓が鍵をにぎっているのです。

さて、どうでしょう。ご自分や身の回りの方々の顔や表情を思い出してみてください。キレやすいヤンキーの目はどんな感じでしたか？　眉間にシワがよっていませんか？目が充血していませんか？　肌ツヤはどうでしょうか？　人の目を見て話ができていますか？　大切なのは、いつもと違う変化に気づくこと、何かおかしいなと思うことです。そして、疲れている五臓六腑、とくに「肝」および肝臓を労わることを考えてみてください。

肝臓の疲労が、ちょっとしたきっかけで対人ストレスやトラブルを生むのです。これに早く気づければ、周りを巻きこむネガティブな出来事を未然に防げるでしょう。

ここで1つ、私自身がどうしてもイライラしてしまうときの対処法をご紹介します。その感情を無理に押さえつけても、過剰になりすぎてもよくありません。そのような状態が続けば、自分の内側のバランスが崩れ、制御できなくなってしまうことさえあるのです。

まず、近くにストローがあれば、それをくわえてみてください。ストローがなければ、口をすぼめるだけでも構いません。とにかく、**すぼめた口から息を長く吐くことに意識を向けます。**息を吸うときは鼻で吸いましょう。できるだけ長く息を吐き続けることを意識して、何度か繰り返します。

そうしながら、**体中からイライラや悪い気（邪気）が、口（ストロー）をつたって出ていっているとイメージしてみてください。**

対人関係のイライラであれば、相手の問題もありますが、「自分も疲れているのかもし

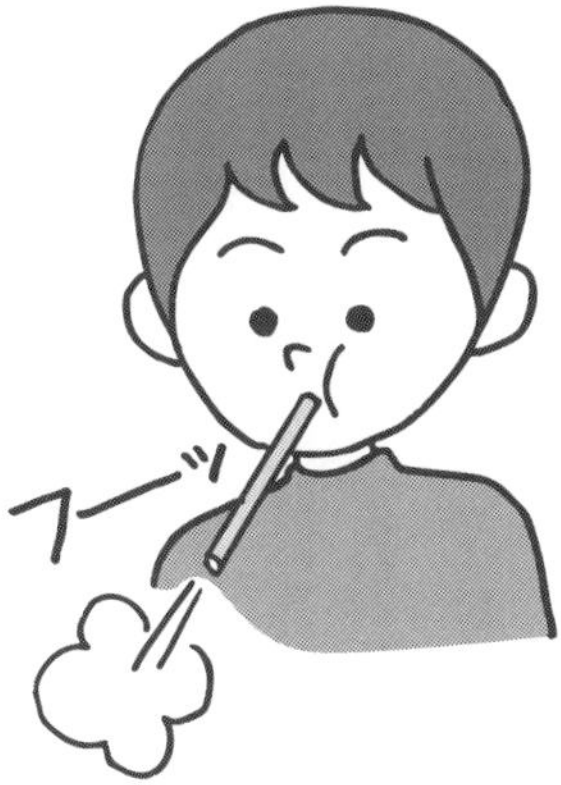

イライラが収まらないときは、ストローをくわえて、口からできるだけ長く息を吐こう。邪気が出ていくイメージもポイント。
ストローがなければ、口をすぼめるだけでもＯＫ！

れない。とくに肝臓に疲れが溜まっているかもしれない」、このように考えるクセをつけてみてください。

イライラし続けるのは肝臓によくありません。相当なエネルギーを浪費します。周りにも迷惑をかけます。

少し落ち着いたら、そのイライラの原因や気もちを聞いてくれる人を探しましょう。原因を整理してみるのもおすすめです。そのときでもいいし、少し落ち着いてからでもいいでしょう。**自分を俯《ふ》瞰《かん》するように客観的に見てみる**のです。相手が一方的に悪いこともありますが、どうでしょう。少し相手を許せる気もちも出てくるかもしれませんね。

対人関係でイライラしているときは、自分を含めて、その状況を俯瞰的に見てみよう。

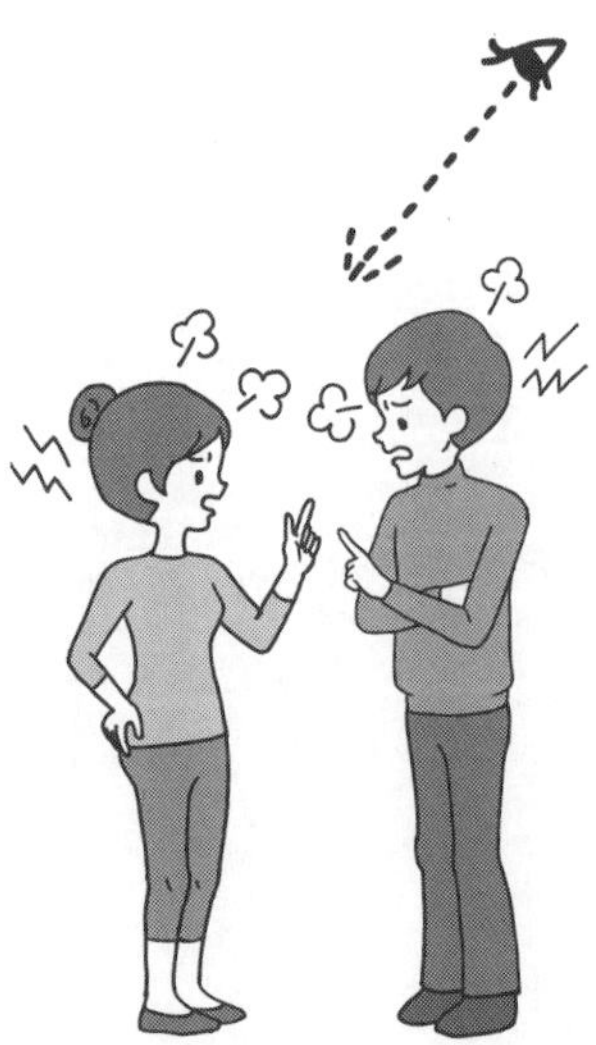

第2章 肝臓と様々な不調との関わり

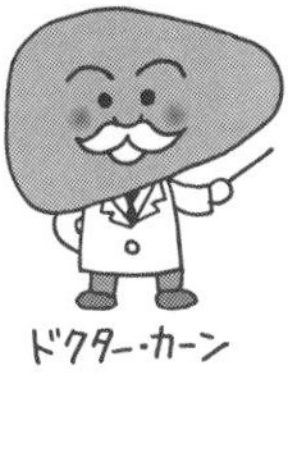

◎なぜ、肝臓はトカゲのしっぽのように再生する？

それでは、解剖学・生理学の観点から肝臓のはたらきを確認しながら、様々な不調との関わりを見ていきましょう。

肝臓は人体の化学工場と言われ、生きていくうえで必要な物質を黙々と作り出しています。まさに縁の下の力持ちです。それなのに、多くの人はお酒を飲みすぎたときくらいしか肝臓を労わらないのはなぜでしょうか。

肝臓は多少疲労していても、血液検査の数値で異常を示すことはほとんどありません。日頃からアルコールを飲みすぎていればγ《ガンマ》－ＧＴＰの数値が高くなることもあるでしょうが、休肝日を作れば数値は下がります。

たとえ肝臓に問題があっても、肝臓自体に痛みを感じることもほとんどありません。病状がかなり進行しない限りはっきりした自覚症状があらわれないことから、俗に肝臓は**「沈黙の臓器」と言われている**のです。つまり多くの人は、「大事な臓器だけど頑丈だから大

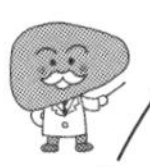

丈夫。少しぐらいでは数値にも出ないし、お酒を飲みすぎなければ平気だろう」という認識だと思います。

食べすぎや飲みすぎによる疲労がわかりやすい胃腸は労わるのに、肝臓は軽視されがちで、心身の不調と肝臓の関係性は、認識しにくいのです。

その上、肝臓は全ての臓器の中で唯一、**トカゲのしっぽのように再生できる特別な臓器のため、問題が起きても簡単に元に戻ると思ってしまいがち**です。

明確な肝臓の病気は知られていても、肝臓の疲労からどのような症状があらわれるのかはあまり注目されていません。常に完璧な状態である必要はないにしても、いつも落第点ギリギリの生活では、肝臓自体がまだ大丈夫でも、その負担が他のところに及んでしまいます。実際には、検査数値にあらわれなくても、かなり多くの方に心身の不調として何かしらのシグナルが出ているものです。

例えば、**右くび肩から肩甲骨にかけての慢性的な凝り、痛み、緊張などは、多くの場合「肝臓の疲労」が関わっています。**

もちろん、姿勢の問題や身体の使い方が影響していることもあるでしょうが、それだけに原因を求めても、本質的な改善ができないことがあります。

さて、ここで考えてほしいことがあります。数ある臓器の中で、なぜ肝臓だけが再生できるのでしょうか？

私の答えは決まっています。肝臓がそれだけ重要な臓器だからです。「どうせ再生できるなら大事にしなくてもいい。注目に値しないB級臓器だ」というのは大きな間違いです。

そもそも、臓器に優劣をつけること自体がおかしな話なのかもしれません。人間の体にも自然にも、無駄なものなど何1つないはずです。全ての臓器は必然的に協調し合っています。もちろん臓器を失ってしまうこともあれば、元々備わっていない方もいらっしゃいます。それでも自分の内側で調和を保てれば、その人の自然なバランスだと考えます。

しかし、**肝臓の代わりをするものはありません。**肝臓を取り除いたら、人間は数日で死んでしまいます。そのくらい肝臓という臓器は複雑で、**体内のバランスを保ち、周りの環境と関わり合いながら生きていくのに必要な臓器**なのです。そんな肝臓だからこそ、唯一再生できる能力を与えられ、また、大部分が疲労していたとしても、ある程度の役目を果たせるように作られたと考えられます。

だからといって油断してはいけません。知らず知らずのうちに負担をかけ、肝臓の疲労が様々な痛みや不調、原因不明の症状に関与している可能性があるのです。仮に、病院で肝臓の病気と診断されなくても、です。

肝臓の重要性に気づけないことは、**無償の愛情を注いでくれる親の存在があたり前になってしまっていることにも例えられます。**大切な人に対しては、普段から感謝の気もちを言葉や態度で示していきたいものですね。「もっと大事にしておけばよかった」なんて後悔する前に。

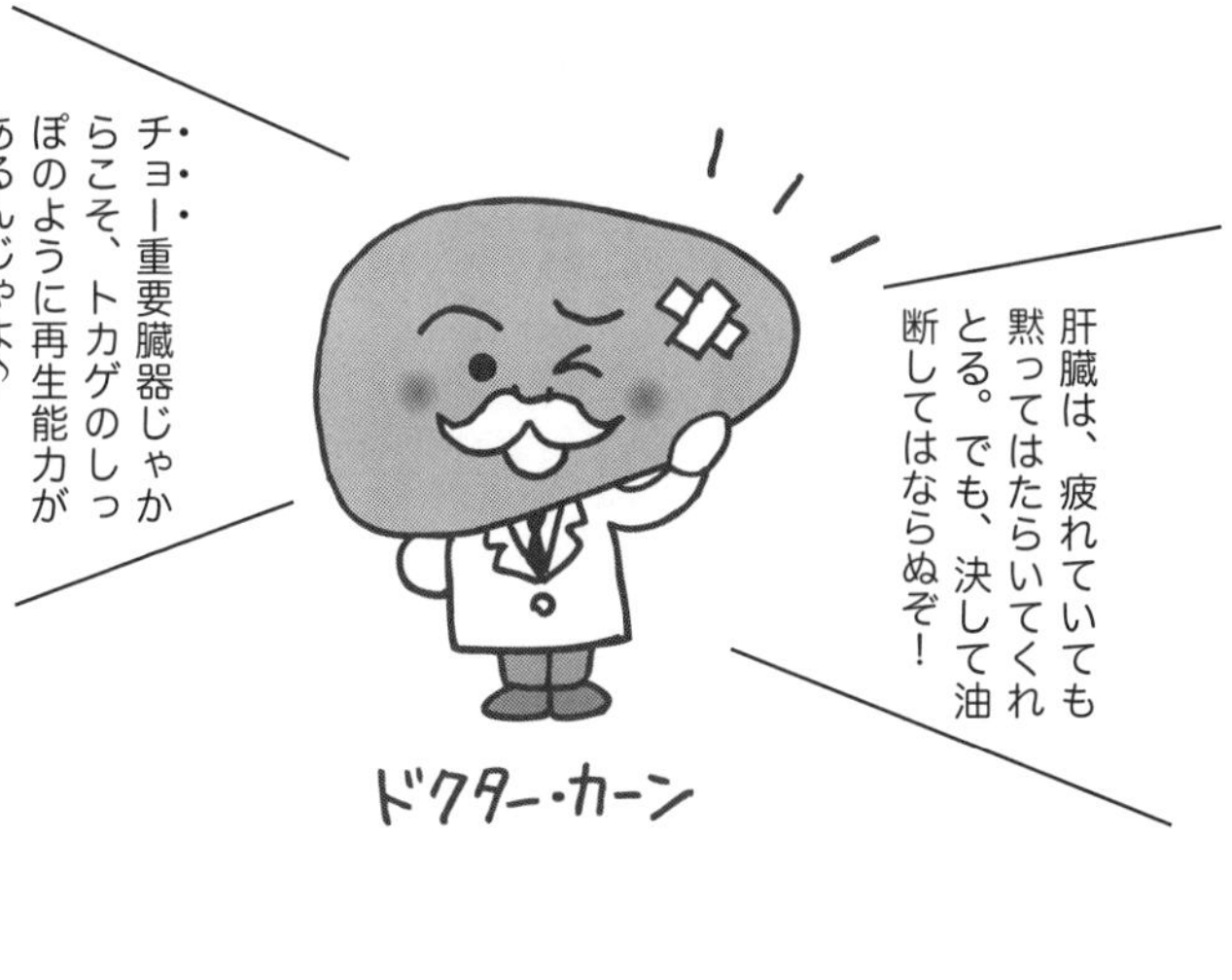
肝臓は、疲れていても黙ってはたらいてくれとる。でも、決して油断してはならぬぞ！
・・・チョー重要臓器じゃからこそ、トカゲのしっぽのように再生能力があるんじゃよ♪
ドクター・カーン

◎肝臓の基本的なはたらきを知っておこう！

肝臓の表面は漿膜《しょうまく》という膜に覆われていて、見た目は光沢があります。今では牛や豚のレバー（肝臓）の生食は禁止されていますが、焼肉店などで生レバーを見る機会があるでしょう。赤い色をしているのは、たくさんの血液が集まっているからです。

また、**肝臓は人体の中で最も大きくて重い臓器であり、成人で1・2〜1・5キロほどもあります。**横隔膜の下に密着するように存在し、下向きの三角形をしています。肝臓には、2500〜3000億個以上の肝細胞があり、50万個ずつ集まることで肝小葉《かんしょうよう》という六角形の集合体を形成しています。

この「生命の化学工場」といわれる肝臓には、次の基本的な4つのはたらきと、大きな1つの特徴があります。

①代謝

食べたものは、胃や腸を通過するときに消化酵素や蠕《ぜん》動《どう》運動によって消化・吸収され、血液とともに肝臓に運ばれます。その段階の栄養素はそのままの形では利用できないため、肝臓で**分解、再合成して作り変える**必要があります。このようなはたらきを代謝といい、私たちが生きていくうえで必要なエネルギー源を産生しているのです。

②貯蔵

ミネラルや、ビタミンなどの微量栄養素やグリコーゲンは肝臓に貯蔵され、必要なときに送り出されます。

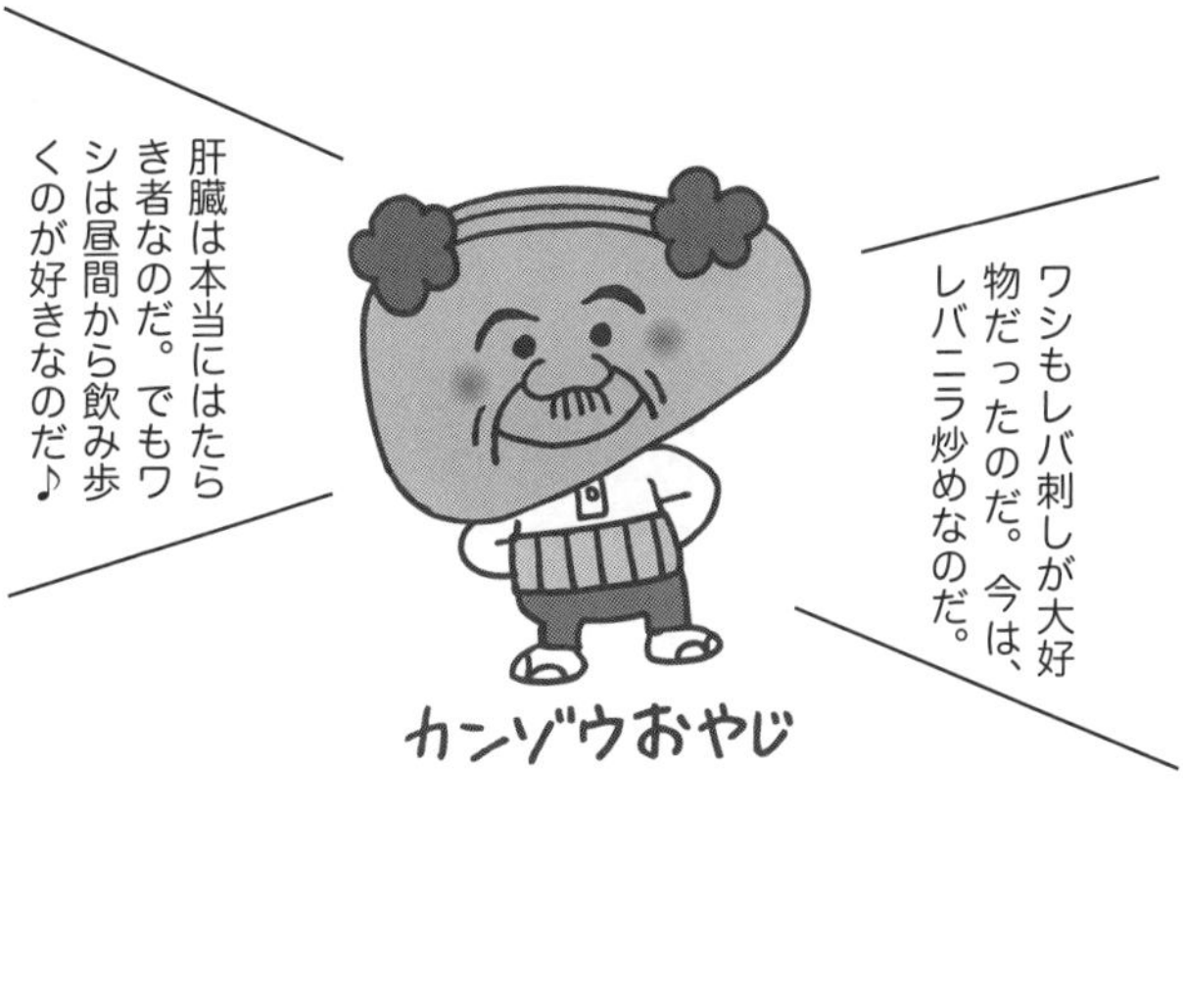
ワシもレバ刺しが大好物だったのだ。今は、レバニラ炒めなのだ。
肝臓は本当にはたらき者なのだ。でもワシは昼間から飲み歩くのが好きなのだ♪
カンゾウおやじ

③解毒

アルコールや薬、食品添加物などを摂取することによって発生する**有毒物質は、肝臓の酵素によって無毒化**されます。さらに、細菌などの異物も肝臓で処理されます。つまり、肝臓の解毒機能が低下すれば、血液は汚れ、腸内が腐敗し、免疫力の低下も引き起こされるのです。私たちが、あらゆる環境のもとで元気でいられるのは、肝臓が知らず知らずのうちに対応してくれているおかげです。

④胆汁の生成

胆嚢《たんのう》から分泌される**胆汁は肝臓で生成され、脂肪分を乳化し、消化吸収しやすくします。**

☆大きな特徴……血液量の調整

肝臓には全身の13％もの血液が貯蔵されていて、**血流量や濃度を調整**しています。そして、血液を介して栄養分を運んでいます。

このように、肝臓では生きていくうえで欠かせないはたらきが行われていますが、他の臓器と違って**はたらきが多くて複雑なため、そのありがたみがかえってわかりづらい**というところがあります。肝臓のありがたみを知るためにも、本来のはたらきが行われなくなるとどうなるか、知る必要があるのです。**未病の段階で肝臓から自分自身を労わり、**生活習慣と環境を見直すことが大切です。

◎脂っこいカルビは好きですか？

少し難しい話ですが、私たちの体をつくる単位に、「器官」というものがあります。それは、見た目が周囲と区別でき、ひとまとまりの同じ目的や機能を持ったものです。例えば、手や足、さらには肝臓や腎臓、肺といった内臓器官がそれにあたります。

また、見た目ではなく同じはたらきをする細胞の集まりを「組織」といいます。結合組織や上皮組織、筋組織といったものです。組織が集まってできたのが肝臓や腎臓といった内臓器官ということになります。

そして、もっと大きい単位として、人間の体では「器官系」という単位が存在します。いくつかの器官が同じ目的や機能を持って、共同してはたらく総称です。例えば、消化器系、循環器系、泌尿器系、呼吸器系、生殖器系、筋系・骨格系（2つを総称して筋骨格系）といったものです。

このように私たちの体は、見た目やはたらきの違いによって分類できます。経験上から「自分は呼吸器系が弱い」とか「消化器系に自信がない」など、分析されている方もいらっしゃるでしょう。

そこで**意外と知られていないのが、実は「肝臓も消化器系に属する」ということ**です。以前、お笑い芸人達の歌のフレーズで「日本人は！　胃腸が弱い！」というのがありました。近年は健康書における腸ブームも起こり、胃や腸（小腸、大腸）が消化器系だと認識している方は多いのに、肝臓が消化器系だということはあまり知られていません。しかし、食欲がなかったり、消化吸収がスムーズでない場合、胃や腸だけでなく、肝臓も含めた消化器系というグループに問題が生じている可能性があります。

消化器系は、口、咽頭、食道、胃、小腸、大腸、直腸、唾液腺、膵臓《すいぞう》、肝臓といった器官から構成されています。口から取り入れた食物を消化・吸収し、生きていくうえで必要な形に変え（代謝）、栄養素や酵素を血液中に送り出します。そのはたらきに欠かせないのが肝臓です。

私たちが肉や乳製品、その他の脂肪分を摂取できるのは、胆汁と膵臓《すいぞう》からの消化酵素が、必要な時に十二指腸に分泌されているからです。普段は胆嚢《たんのう》にストックされている胆汁ですが、脂肪分を乳化させ、小腸での消化吸収を助ける役割があります。このような大切なはたらきをする胆汁も、実は肝臓で生成されているのです。

ある程度年齢を重ねてくると、**肉食を避け**

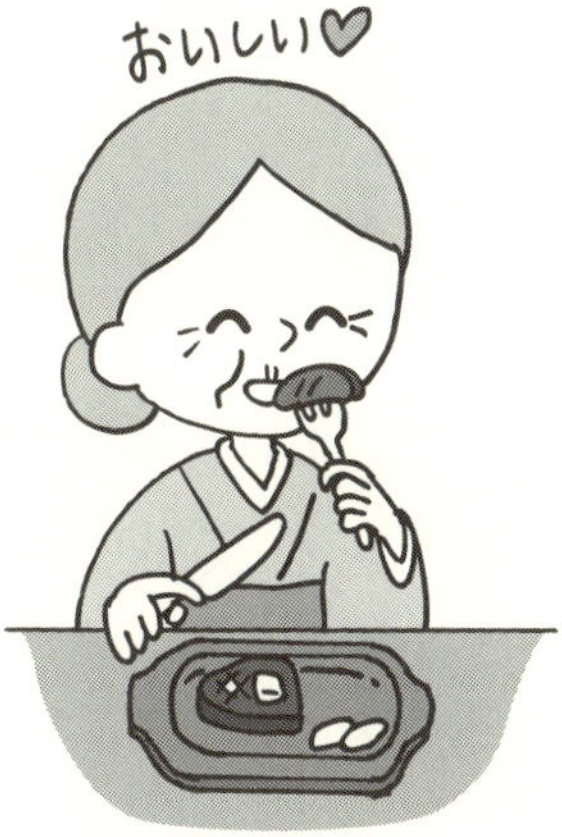

肉が好きだから元気なのか？
肝臓も元気だから肉が好きなのか？
肉は健康長寿のバロメーターかも…

るようになったり、とくに脂っこいカルビが食べられなくなったということを聞きます。それは加齢による胃酸の分泌低下や胃の蠕動《ぜんどう》運動の低下だけでなく、肝臓や膵臓《すいぞう》が疲労しているのかもしれません。

聞くところによれば、100歳を超えて現役医師の日野原重明先生や、90歳を超えてもエネルギッシュな尼僧の瀬戸内寂聴さんなどは、相当な肉食だそうです。肉を食べるから元気なのか、肝臓も心も元気だから肉を食べるのかはわかりませんが、そこに健康長寿の秘密が隠されているといっても過言ではないでしょう。

◎肝臓が良ければ、腸にも良い！

次ページの図をご覧ください。肝臓を中心に血管のネットワークが存在しています。肝臓のはたらきには、血液の貯蔵と調節作用もあります。これは、中医学における「肝」のはたらきの1つ「蔵血《ぞうけつ》」作用（89ページ参照）に限りなく近いものです。

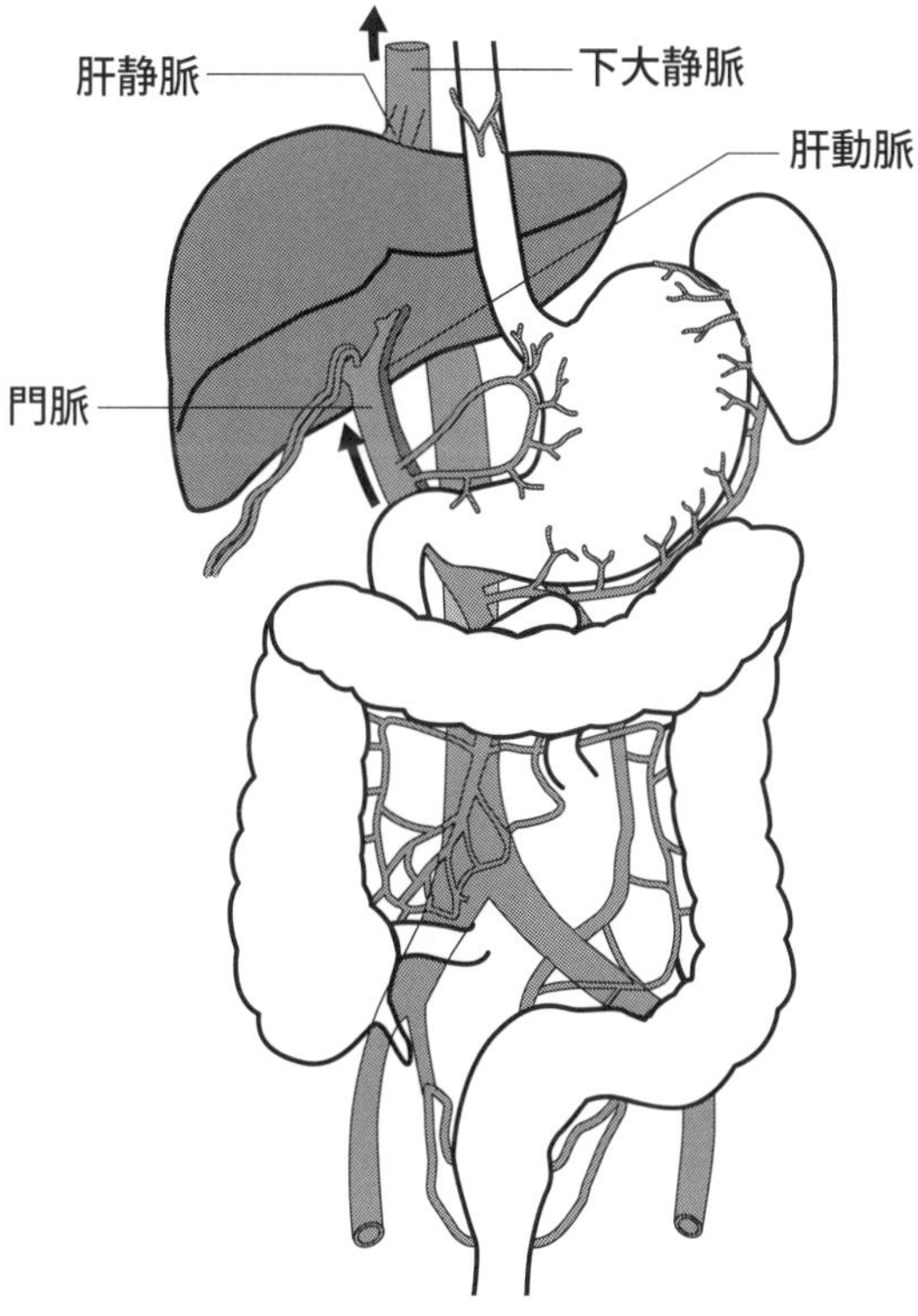

肝臓を中心にした血管のネットワーク。
肝臓が全身の血液量をコントロールしている！

実際に肝臓を出入りする血液の量は、なんと1分間に約1・5リットル、1時間に90リットルに及ぶといいます。1分間で1・5リットルの水を飲み干すのも難しいのに……、これは相当な量です。

そして肝臓は、常に血流をコントロールしています。ただし、心臓の弁や心筋のようなポンプ作用で血液を送り出しているわけではありません。生活習慣に起因する脂肪肝などで肝臓のはたらきが低下すれば、血液の流れが妨げられるのです。

肝臓には、固有肝動脈（以下、肝動脈）と門脈という主要な血管が注ぎこんでいます。肝動脈は新鮮な酸素を含む動脈血で肝臓に栄養を与える栄養血管です。一方、門脈は胃、小腸、大腸、膵臓《すいぞう》、脾臓から送られてきた栄養素を含む静脈血です。

また、肝臓の背面には下大静脈《かだいじょうみゃく》が通っていて、肝臓に送りこまれた血液は肝静脈から下大静脈《かだいじょうみゃく》に注ぎこまれて心臓に戻ります。その量は、心臓から拍出される血液の約4分の1にも相当します。

このことからも、肝臓が全身の血液量を調節しているといっても過言ではありません。肝臓の問題から血液の流れが妨げられれば、様々な問題が生じます。また、**肝臓から血液**

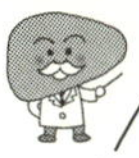

が注ぎこむ心臓に問題がある場合、逆に影響を受けることもあります。例えば、右心不全の場合、肝臓に血液が滞留して肝臓が腫大してしまいます。中医学の五行図をみてみましょう（131ページ参照）。「肝」→「心」の相生関係において、子の「心」に問題があれば、母にあたる「肝」も影響を受けないはずがありません。このような五臓六腑の相関関係が五行論で説明されています（121ページ参照）。

さて実際、肝臓に送りこまれる血液の量は、肝動脈よりも門脈のほうが圧倒的に多く、70～80％に及ぶと言われています。ですから肝硬変などでは、門脈の圧が高まり、うっ血することで、静脈瘤や皮膚に血管腫として症状が出ることがあります。

しかし、本書でお伝えしたい内容は、このような状態になる以前の肝臓が疲労している段階の話です。肝臓が疲労することで、周辺臓器からの血液がスムーズに巡らなければ、やはりうっ血を招く可能性が考えられます。そのような現象が小腸や大腸、腸間膜《ちょうかんまく》（腸管を腹腔《ふくくう》後壁に固定している膜）などで起こっているかもしれません。**腸で吸収された物質は、血液の流れに乗って肝臓に運ばれます。**このようにして肝臓と腸は密接につながっているのです。

つまり、**どんなに腸を気遣っていても、肝臓が疲労したままでは元も子もありません。**また逆もしかりで、腸が良い状態でなければ、肝臓に負担をかけることになります。刺激物や動物性脂肪など、負担のかかるものばかり摂取していては、腸はおろか、さすがの肝臓も「もう解毒できないよ！」と悲鳴を上げてしまうでしょう。やはり無理を続けてはいけないのです。

◎痔の改善にも良い、肝臓のケア

肝臓のトラブルやその周辺における血液循環のうっ滞は、**体臭や放屁の悪臭、皮膚のトラブル、腰痛、さらに痔なども引き起こしかねません。**とくに痔は、日本人の3人に1人が患っているといわれています。

皆さんも「痔」という大きな看板を掲げている漢方薬局をご覧になったことがあるでしょうか。痔は、東洋医学において、肝臓と関わりが深いと考えられています。

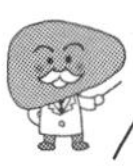

痔にはいくつかの種類があり、代表的なのは痔核《じかく》（いぼ痔）、裂肛《れっこう》（切れ痔）、痔瘻《じろう》（あな痔）の3つです。この中で、とくに肝臓と関わるのは痔核（いぼ痔）です。これは痔の中で最も多く、肛門より直腸よりの内側に生じるものを内痔核、外側に生じて目に見えるものを外痔核といいます。

いずれも、長時間のデスクワークや、便秘などを伴う排便やいきみが肛門に大きな負担をかけているといわれています。とくに内痔核は、妊娠や出産などにより好発します。内痔核はひどくなると脱肛したり、出血が多くなるので注意が必要です。強い痛みを感じないことが多いようですが、繰り返しているとなかなか肛門に戻らないことも。一方、外痔核は肛門の外に血豆(血栓性外痔核とも)ができたようなもので、しばしば激痛を伴います。

ここで、肝臓の血液循環の調節を思い出してください。門脈系は肝臓に供給される血液の70~80%を占めるのですが、その中には骨盤内、すなわち肛門周辺の静脈血もつたわり、還流していきます。したがって肝臓のはたらきが低下すれば、門脈の圧が高まり、骨盤内や肛門周辺にもうっ血が生じる可能性があります。肝硬変を患っている方に痔核が生じることはよく知られています。よくお酒を飲む方にも多いでしょう。

このように肝臓が疲労すれば、肛門周囲の静脈のうっ血、ときには血栓が生じると考えられます。他にも、ぜんそくの咳や力仕事などで生じることも。

「肝臓といぼ痔」なんていうと、中高年のおじさまを連想するかもしれません。日々ストレスを受け、お酒やタバコを止められず、揚げ物や乳製品、チョコレートなど、脂っこくて味の濃い食べ物を嗜好していれば、肝臓はひとたまりもありません。また、近年は「スイーツ男子」なるものがもてはやされていますので、若い方も十分気をつけたいところです。

数年前、何度かセミナーに参加してくれて

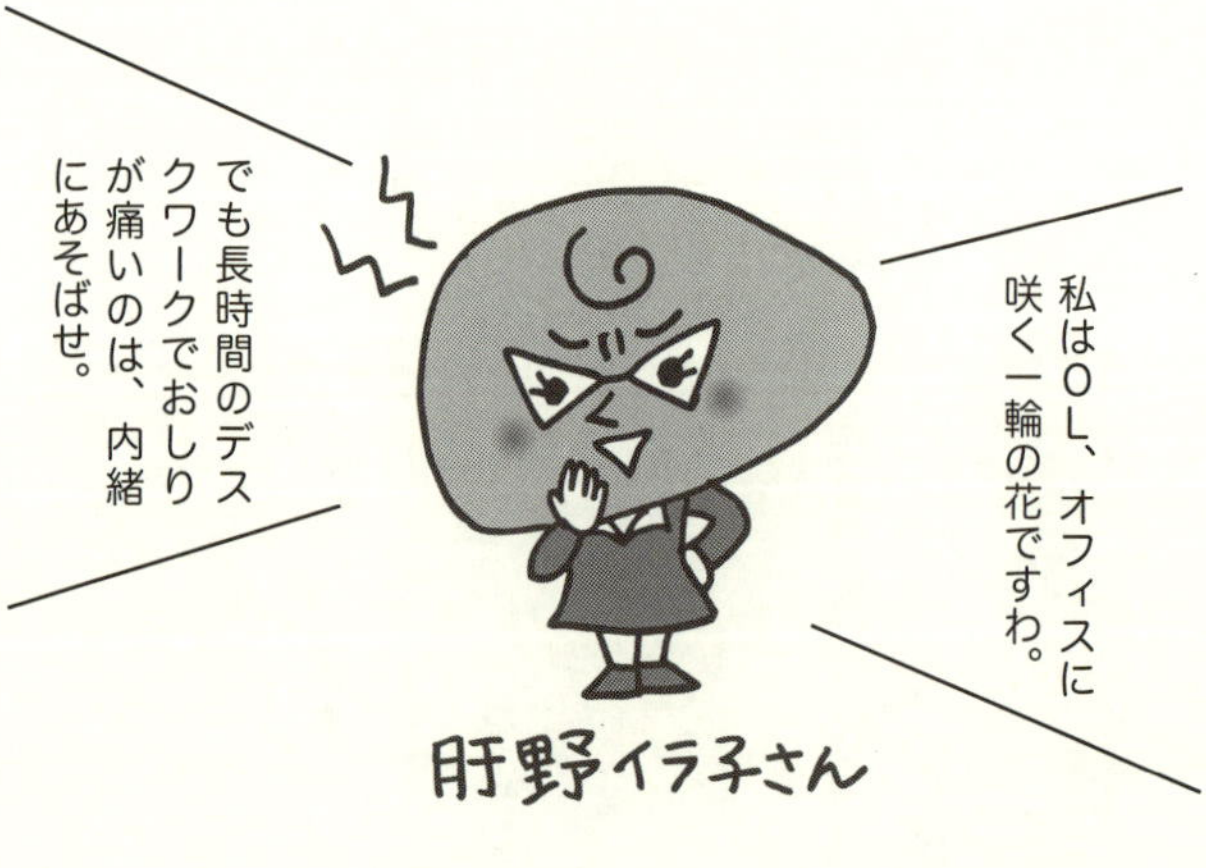
私はOL、オフィスに咲く一輪の花ですわ。
でも長時間のデスクワークでおしりが痛いのは、内緒にあそばせ。
肝野イラ子さん

いた30代の男性が、いつになく元気がありませんでした。体臭も少し強く感じましたし、もともとある皮膚の症状が強く出ていたので、きっと強いストレスがあったのだろうと推察しました。

そして、セミナーで肝臓の話から痔の話になったとき、急に彼の目がいきいきしだし、講義に強いうなずきや相槌を打つようになったのです。するとセミナー後に歩み寄ってきて彼はこう話してくれました。「僕、急にひどい痔になって驚いていたんですけど、原因がはっきりして安心しました」。つい先日、とても憤慨する出来事があったのだそうです。それでイライラが収まらず、自律神経や呼吸が乱れ、肝臓も疲労し、いぼ痔の症状が強く出たのでしょう。

体にあらわれる症状には、往々にして原因があります。**怪我などの明確な原因が見つからなければ、少し広い範囲で自分の内側や外側で起こった出来事を考察してみてください。**慣れてきたら、俯瞰《ふかん》するように、自分を含めた周辺をまるごと、アラウンドに見ていきましょう。肝臓の疲労を起こす原因を正しく知ることが大切です。

10年以上前のことですが、突然、韓国人の男性が治療院を訪れました。来院してすぐにトイレに駆けこみ、出てくるやいなや、「痔が痛いよ。治せる？」と一言。3回も痔の手術をしたけど、痛みがなくならないといいます。

そこで、頭のてっぺんにお灸をしました。すると翌日、とびきりの笑顔で来院し、痛みが軽減したとのことです。それから何度かお灸をして、自分でできる百会《ひゃくえ》とふくらはぎのマッサージを指導したところ、「人生が変わった」と話していました。大げさかもしれませんが、彼にとってはよほど辛かったのでしょう。実は、彼はプロのピアニストだったのです。大きなコンサートでの演奏など、緊張感のある毎日が想像できます。重力を受けながら座っているのは大変だったことでしょう。

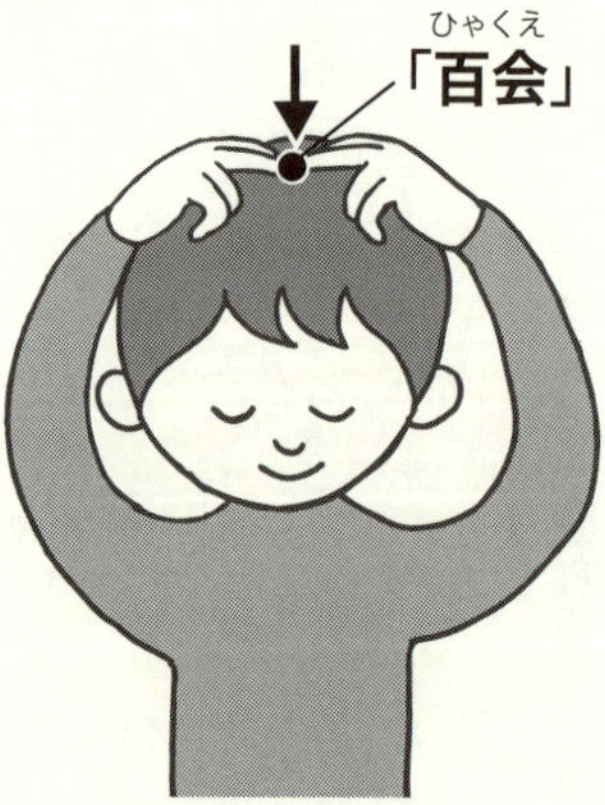

肛門と正反対に位置する頭頂のツボ。100のエネルギールート（経絡）が集まるといわれる。

どうしても痔の痛みが辛いときは、「百会《ひゃくえ》」のツボ押しで効果が期待できます。

百会《ひゃくえ》は頭のてっぺんにあり、中医学における経絡（エネルギーのルート）が100集まるツボです。頭のてっぺんは、ちょうど肛門の対極に位置しています。

両手の指の爪が向かい合うように折り曲げ、中指を中心に百会《ひゃくえ》に対して垂直になるように圧をかけていきます。10〜30秒ほど持続的に圧をかけたら離し、3〜5回行います。これを1日2〜3回ぐらいを目安にやってみましょう。

また、**ふくらはぎの真ん中にある「承山《しょうざん》」というツボもおすすめです。**ピンポイントで押せなくても、だいたいふくらはぎの真ん中を通る縦のライン上で、張りを強く感じるところで大丈夫です。百会《ひゃくえ》も承山《しょうざん》も経絡では肛門とつながっています。ちなみに百会《ひゃくえ》は「肝」の経絡にもつながっているので、「肝」にまつわる頭痛やイライラなどの症状にも常用されます（217ページ参照）。

◎筋肉、筋膜が難病治療のキーポイント!?

食べ物から吸収された糖質は、肝臓の代謝によってグリコーゲンとして肝臓に貯蔵されますが、同じように筋肉にも蓄えられます。そのため、**筋肉は「第2の肝臓」とも言われる**のです。

私たちはエネルギーが必要なとき、肝臓や筋肉に貯蔵されているグリコーゲンを分解してブドウ糖を作り出し、エネルギーとして利用しています。

中医学の五行論（122ページ参照）という考え方でも、大昔から、「肝」と筋肉を対応するものとして捉えていました。もし肝臓に問題が出れば、筋肉がそのはたらきをすることになりますが、肝硬変にまでなると、こむら返りや筋肉の痩せといった症状があらわれてしまいます。

現代には、西洋医学では根本的な治療法が見つかっていない難治性の疾患も多く存在します。それらは皮膚、筋肉、筋膜に症状があらわれていることが多く、すぐ生死に関わらずとも、著しく生活の質を落としてしまいます。

明らかに血管の問題や内臓の異常、骨や関節の問題であれば、現代西洋医学の進歩により、多くのケースで原因が究明できるようになりました。しかしなぜ、身体の外側にある皮膚、筋肉、筋膜の異常が増えているのでしょうか？　また、それらがなぜこうも医学の専門家たちを困らせているのでしょうか？

「そのヒントは肝臓にある」と私は考えています。**原因がはっきりしない症状ほど、中医学における「肝」を中心に見立てることが有益です。**つまり、肝臓とその周辺環境が関わっている、と考えるのです。

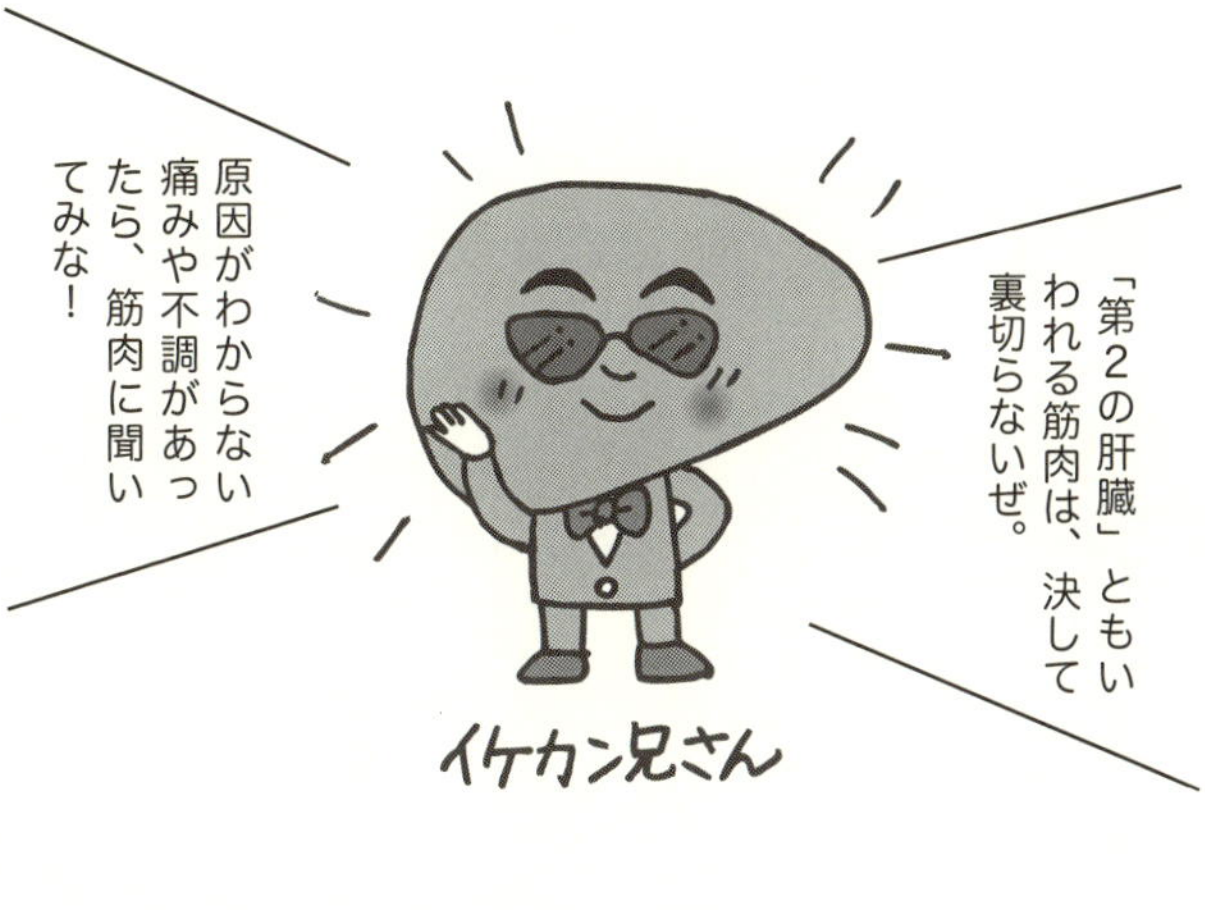
「第2の肝臓」ともいわれる筋肉は、決して裏切らないぜ。
原因がわからない痛みや不調があったら、筋肉に聞いてみな！
イケカン兄さん

中医学の五行の中に五主という分類があり、「肝」は「筋」をつかさどるとして対応しています。この筋を、筋肉と考えることもあれば、それを覆っている筋膜、腱、靭帯とする考え方もあります。とくに筋膜は、体をひとつなぎにしている連絡網としても、治療のアプローチとしても、今注目されています。

少し前は、椎間板や骨の変形といった構造の問題が、多くの運動器系の痛みや症状の原因と考えられてきました。椎間板ヘルニアは手術でしか治らないとされていた時代もありますす。しかし、その常識も過去のものです。一方で、画像診断などの技術が進歩し、医師の診断によって適切な治療が可能な症状も明確になっていくでしょう。

現在は先行き不安な時代背景もあり、**原因がはっきりしない慢性的な痛みや症状が増えています。その多くのケースで、筋や筋膜との関わりが見られます。そこには心理的、社会的な問題も存在することがあります。**つまり、怒りや恐怖、不安といったネガティブな感情が、原因がはっきりしない症状や肝臓の疲労に影響しているのです。

中医学では病気の原因になりうる心の状態を七情《しちじょう》（7つの感情：怒・喜・思・悲・憂・驚・恐…122ページ参照）として分類しています。肝臓に相当する感情は怒り。つまり、肝臓が疲労していると怒りやすくなったりイライラしやすくなります。反対に、日常で怒ってばかりいると、肝臓にダメージが蓄積されることにも。このような悪循環を七情《しちじょう》から学ぶことができます。

感情をコントロールできなくなると、肝臓を傷めることになります。さらに、運動不足や悪い姿勢、無理な動作から、筋、筋膜に異常をきたして胸郭の動きが窮屈になれば、呼吸は浅くなり、自律神経にも影響を及ぼします。その結果、やはり肝臓のはたらきや感情といった心の状態にも影響があらわれていくのです。

そして重要なのは、**日常的な緊張から呼吸が浅くなると、横隔膜による肝臓などへのマッサージ効率を下げてしまう**ことです。それは肝臓のはたらきに負担をかけ、様々な弊害を起こすことになるでしょう。汚れた血液は当然、筋肉にも良くありません。つまり、筋肉の状態も自律神経も呼吸も、すべて肝臓とつながっているのです。

近年わかってきたことですが、感情の変化によって、交感神経が優位になると血管が収縮します。すると血流が低下し、老廃物や発痛物質が蓄積されます。そうなると、筋肉が酸欠を起こし、痛みを生じるわけです。これは、腰痛のメカニズムでもよく説明されるようになってきました。もし肝臓の疲労があれば、解毒機能が落ちて血液が汚れたところに自律神経の影響で血管が収縮し、さらに血流が妨げられるわけです。

そして痛みが続けば、**痛み↓ストレス↓自律神経の失調↓筋緊張↓痛み、といった負のループ**を形成しかねません。筋肉の緊張や短縮によって、筋膜が形状記憶してしまうと、筋肉本来の形とはたらきを失う可能性もあります。それが呼吸に関わる筋肉に起これば、浅い呼吸のままになってしまうのですから、大きな問題といえるでしょう。

これを防ぐには、まず痛みの原因となっている筋、筋膜の問題を取り除き、血流を改善させ、自律神経や心を整えることが大切です。**筋肉や筋膜の問題が取り除かれないままだと、ネガティブな感情を記憶する**ことにもなります。怒りや不安、恐怖といった感情が、体の痛みや不調としてあらわれるのです。そういった症状は、気圧の変化やメンタルストレスによって急にあらわれることもあります。

ある40代女性のケースを紹介しましょう。

久々に社交場に行ったところ、体中が筋肉痛になってしまったというのです。立食パーティでしたが、時々着席もしたということから、立っていたことだけが原因とは考えられ

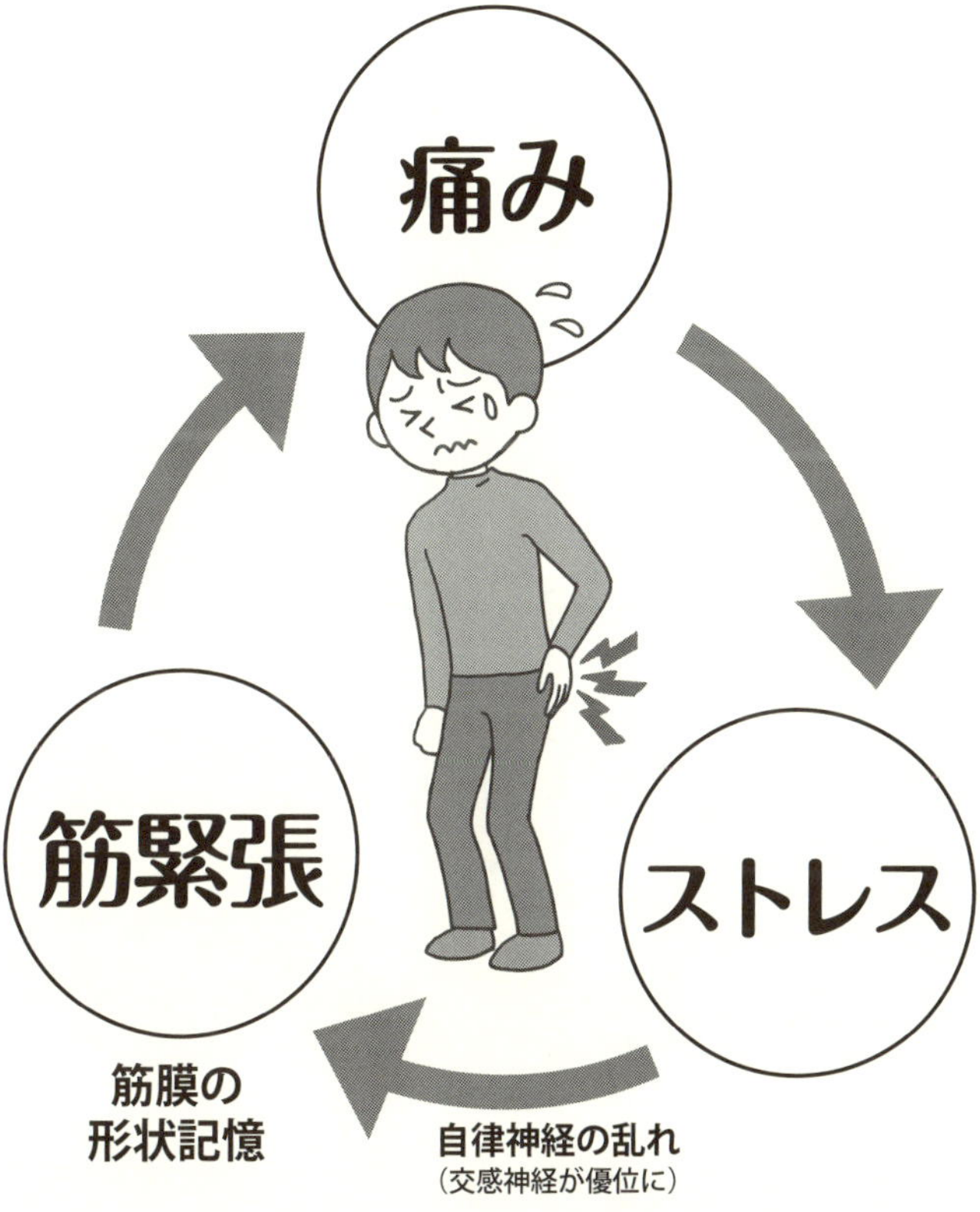

なんと腰痛にも、ストレスが関わっていた!?
負のループが形成されると、抜け出すのが大変！

ません。

きっと、急な緊張で血中のアドレナリンが上昇して交感神経が興奮し、筋肉に酸欠が起こったのでしょう。その方は、普段から緊張しやすく、ストレスを溜めこみやすい性格でした。パーティーの2日後に来院されたときも筋肉痛があり、施術中も足がつったりと大変お困りの様子でした。案の定、背中にある「肝」のツボ「肝兪《かんゆ》」が腫れ上がっていました。呼吸もとくに浅くなっていましたので、それを考慮したアプローチを施すと、気もちも落ち着いたようでした。

このように、**緊張しやすい人は、普段からエクササイズや呼吸法によって、肝臓とその周辺を柔軟ではたらきやすい状態に整えることで、急な体の緊張や感情の偏りも、小さな波で済むようになるでしょう。**

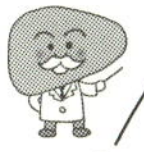

◎活性酸素を味方につけよう！

生活習慣病の多くは活性酸素が影響しているといわれますが、実は**活性酸素の多くが肝臓で生成されている**といいます。そして**肝臓は、活性酸素によるダメージをとくに受けやすい臓器**でもあります。私たちは呼吸で取り入れた酸素と食べ物で摂取した栄養源からエネルギーを作り出しています。このような代謝活動において、活性酸素が生まれるのです。また、様々なストレスからも活性酸素が生じます。

活性酸素は細胞をサビつかせ、あらゆる不調や病気を引き起こします。その活性酸素のはたらきを弱めるのが抗酸化物質であり、一時期話題になったコエンザイムQ10などが挙げられます。アンチエイジングといえばコエンザイムQ10というほど、巷で大人気でした。活性酸素と女性ホルモンの関わりも知られており、美意識の高い女性にとっては気になるところでしょう。他に、ビタミンCやビタミンEも代表的な抗酸化物質に挙げられます。

さて、ここで押さえておくべきことがあります。活性酸素が全て体に悪いかといえば、そうでもないのです。呼吸によって体内に入ってきた酸素は、全身の細胞内に供給される際、2〜3%が活性酸素になります。それらが全て体に害になるわけではなく、**細菌やがんなどを攻撃する役割も果たしています。**

問題なのは、活性酸素を悪者にしてしまうきっかけです。それはメンタルストレスや、紫外線、放射線、喫煙、偏った食事、過剰な運動などです。そこで、抗酸化物質をサプリメントで摂取する方法があります（私自身は摂取していませんが）。また、適度な運動やリフレッシュできる趣味を見つけることも大切でしょう。

それに加えて、肝臓と活性酸素との関わりを知ることも大切です。肝臓は人体における化学工場と言われるくらい多くのはたらきをしているため、大量のエネルギーが必要です。そのため、実にたくさんの酸素を消費しています。つまり、繰り返すようですが、肝臓は人体でとくに活性酸素が発生しやすい場所でもあります。と同時に、肝臓は活性酸素によってダメージを受けやすいのです。

とはいえ、肝臓で発生する活性酸素を目の敵にして、**「目には目を」とばかりに抗酸化**

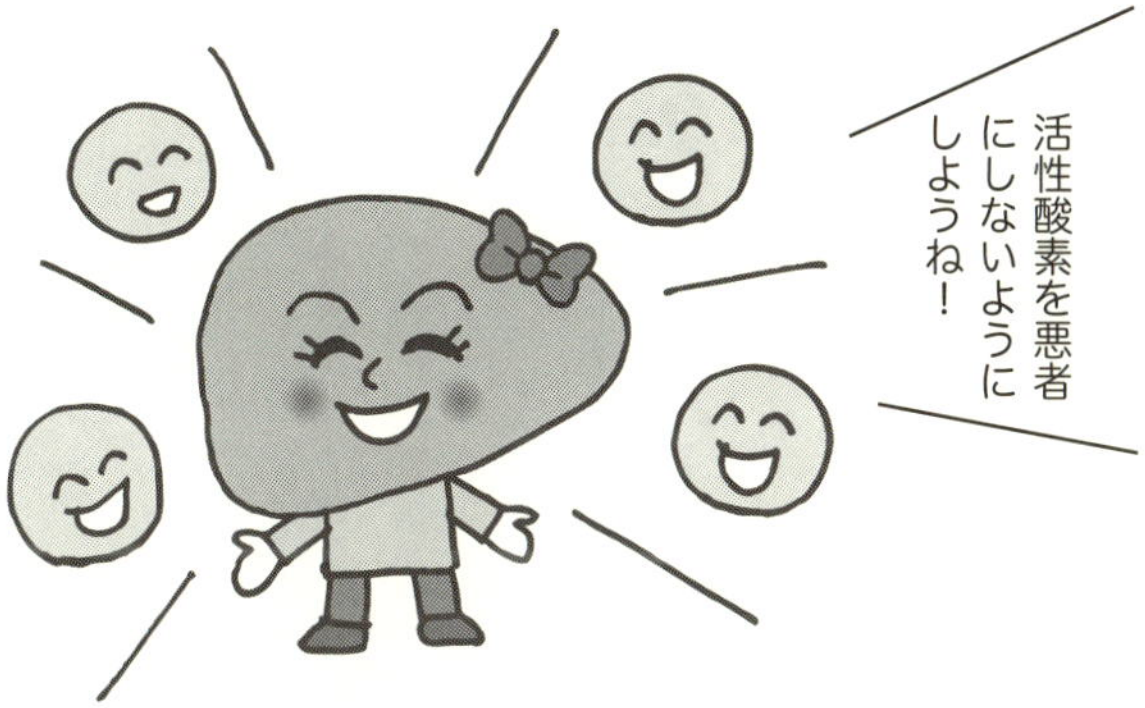
活性酸素を悪者にしないようにしようね！

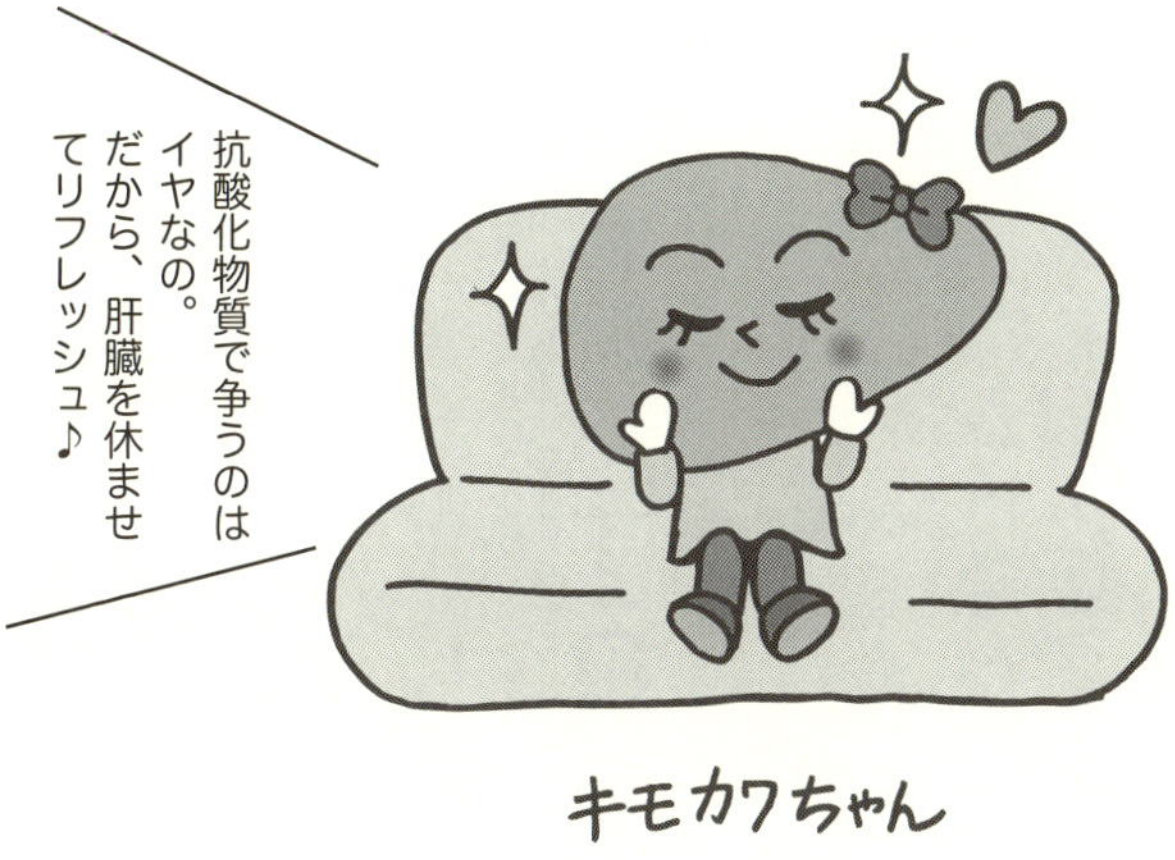
抗酸化物質で争うのはイヤなの。だから、肝臓を休ませてリフレッシュ♪
キモカワちゃん

物質の摂取を増やして争うのはおすすめできません。肝臓の負担を減らすことが何よりも大切なのです。世界各国の紛争もそうでしょう。双方が武器や兵器を増やしたところで解決はありません。規模が規模なら、対話が難しいのもわかります。しかし、まずは相手の言い分に耳を傾けることが大切なのではないでしょうか。争いが大きくなる前に、まずは肝臓の気もちになって、声に耳を傾けましょう。

◎意外!? ホルモンバランスも調整する肝臓

肝臓のはたらきは、とくに女性と密接な関係があります。その理由の1つが、肝臓とホルモンの関わり、もう1つが、肝臓と血液の関係です。

女性は人によって、月経のトラブルや更年期症状を経験します。その原因は人それぞれで、**卵巣や子宮の状態はもちろん、年齢やストレスなど、ホルモンバランスの影響を大きく受けています。**中医学では「肝」のはたらきとして「疏《そ》泄《せつ》」という気の流れをスムーズにすることと、「蔵血《ぞうけつ》」という血を貯蔵しながらコントロールするものがあります。これらが失調すると、生理のリズムや経血の量や質などに影響が出ると考えます。

昨今では、男性の更年期も常識になりつつあります。女性の更年期とはメカニズムが違うものの、ホルモンは決して女性だけに備わっているものではありません。しかし、男性は月経を経験しません。このようなことからも、ホルモンと血液は女性の人生において、より特別な存在といえるでしょう。

ここで、ホルモンについて触れていきましょう。

ホルモンといえば、ホルモン焼きを連想してしまう方もいらっしゃるでしょう。昔、誰かが「ホルモンは、放るもん（捨てるもの）だから、ホルモンらしい」と言っているのを聞いて当時の私は、「なるほど！」と感心したものです。しかしそれは俗説で、実際にはギリシャ語のhormaein（興奮させる、刺激するの意）に由来し、牛や豚の内臓を食べることでホルモンの力のように元気が出ることから名づけられたようです。

さて話を戻しましょう。

私たちがいつも体温や血圧をコントロールできているのは、次の3つの体内調節システムによって、寒さや暑さといった外界環境に適応しているからです。

①神経系
②ホルモン系
③免疫系

このどれかがバランスを崩せば他にも影響し合うことから、どれも大事なシステムです。このように**ホルモンは、体内調節システムの1つ**に数えられ、主に血液によって標的となる臓器に運ばれて作用し、反応を引き起こす物質です。ホルモンを分泌したり合成する臓器は多くあり、化学構造的には大きく3つに分類されます。

①ペプチド・タンパク質系ホルモン
②ステロイド系ホルモン
③アミノ酸系ホルモン

どれも覚える必要はありません。このうち、**②のステロイド系ホルモンの原料がコレステロールということに注目しましょう。そのコレステロールは肝臓で多く作られている**のをご存じでしょうか。

コレステロールはホルモンの材料になるだけでなく、胆汁酸やビタミンDなど、体内に必要な物質や、細胞膜の材料にもなっています。そして、**コレステロールで作られる物質を総じて「ステロイド」といいます。**

繰り返すようですが、女性ホルモン（エストロゲンやプロゲステロン）などに代表されるステロイド系ホルモンの主な原料となるコレステロールは、体内の約60～70％が肝臓で生成されています。つまり、肝臓は遠からずホルモンと関わっているといえるでしょう。しかし実は、それだけではありません。肝臓はさらに、**体内で過剰になったエストロゲンなどのホルモンを代謝・分解しているのです。**例えば、肝硬変になるとホルモンが分解されず、女性ホルモンが血中において過剰な状態になってしまうことがあります。女性化乳房といって、男性でも胸が女性のように膨らむのです。このようなホルモンのアンバラ

コラム　ステロイドは強い味方だが…

ステロイドといえば、薬のステロイドを連想されるかもしれません。ステロイドという薬は、使い方しだいでは大変有用ですが、薬害のリスクがあることも周知の事実でしょう。

一般にステロイドとは、副腎皮質（腎臓の上にあるナポレオンの帽子のようなところが副腎）から分泌されるヒドロコルチゾン（コルチゾール）の類を意味します。これは、体の中の糖質、脂肪、筋肉の代謝や、炎症の緩和、免疫に関与しています。俗にいう抗ストレスホルモンです。

そして、本来体内で作られるコルチゾールがストレスや環境によって分泌しすぎると、体内調節システムが崩れることになります。

副腎は肝臓とともに、自律神経やネガティブな感情と密接に関わっているのです。

ンスは、程度の差こそあれ、肝臓疾患でなくても起こりうるでしょう。

そして近年、とくに多くの女性を悩ませているのが、ＰＭＳ（月経前症候群）です。ＰＭＳでは、イライラ、頭痛、むくみ、情緒不安定、腰痛、膨満感、乳房の緊張感など、様々な症状があらわれます。

ＰＭＳを経験している人は、つらい症状だけでなく、周囲から理解されないことに苦しむことが多いようです。本当にひどいケースでは、普段と全く別人に見えることもあります。実際、ＰＭＳの症状に悩まれているご本人や、ご家族の方から相談を受けることがあります。心身の不調が原因で、仕事やプライベートに大きな支障が出ることも少なくないのです。これは、とても深刻な問題だと私は捉えています。

ＰＭＳをはじめとして月経にまつわる症状の原因は様々ですが、先に述べたように肝臓の疲労から、エストロゲン（女性ホルモン）が代謝・分解されず、血中において過剰な状態になることも関与しているといいます。

いずれにしても、**女性ホルモンであるエストロゲンとプロゲステロンの相対的なバラン**

スは、女性のトラブルと密接です。互いに増減を繰り返すそのリズムは、まるで陰と陽の関係にも見えます。自然な経過をたどれない原因の1つとして、肝臓の疲労を取り上げていますが、そもそもなぜ肝臓が疲労するのでしょうか。

もっとも考えられるのが、現代の社会背景です。例えば、仕事をしている女性は、人間関係や長時間労働、不規則な食生活など、多くのストレスにさらされることで肝臓に負担をかけています。また、妊娠や出産、育児の悩みなど、まさに女性にとってストレスが尽きることのない時代といえるでしょう。

そして、メンタルストレスは肝臓に限らず、ホルモン分泌の司令塔である下垂体へも影響を及ぼします。ホルモンの乱れは女性と密接であるだけでなく、自律神経を乱し、肝臓のはたらきにも影響するのです。

免疫学で著名な安保徹先生は、ストレスから身を守る反応として、肝臓の組織が置き換えられ、脂肪肝になることを説明しています。肝臓が疲れるという認識がないまま今まで通りの生活を続けていけば、やがて肝臓も疲れ果て、様々な影響が心身にあらわれることになるでしょう。ホルモンや血液と関わりが深い女性だからこそ、肝臓を労わる必要があるのです。

さて、「女性は理屈でなく感情の生き物」とはよくいったものです。月経や妊娠、出産、産後や更年期といった女性ホルモンの変動に伴ってあらわれる、メンタル面や身体の症状を漢方では「血《ち》の道症《みちしょう》」といいます。中医学でも婦人科系の疾患をはじめ、女性に多い不調には「瘀血《おけつ》」というものが主に関わっています。それと最も密接なのが「肝」です。すなわち、肝臓が疲労すれば解毒や代謝といったはたらきも低下し、汚れた血が巡ることになるわけです。

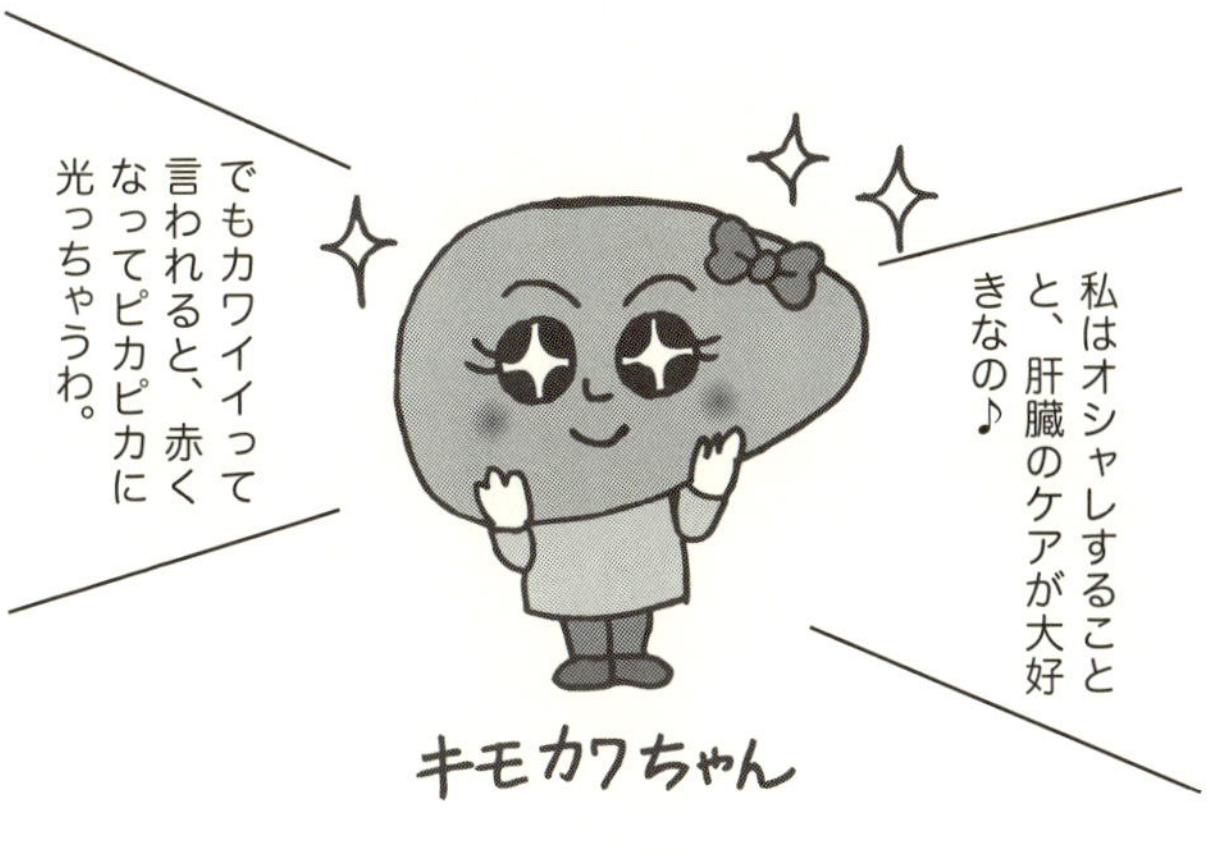
私はオシャレすることと、肝臓のケアが大好きなの♪
でもカワイイって言われると、赤くなってピカピカに光っちゃうわ。
キモカワちゃん

考えにくいように思います。遺伝子についてわかっていることもあるようですが、全てが解明されているわけではないようです。

そこで理解が必要なのは、この時期の女性がとてもセンシティブで心身ともに大きな変わり目であるということです。中には月経を受け入れられない人もいるかもしれません。体調不良に悩まされることも多くなるでしょう。実際、成人女性でひどい肩凝りを訴える方は、小学校高学年から中学生の時期からそのような症状が出始めたケースが多くあります。

いずれにしても、私達にできることは、そのような心身の変化をしっかり理解して、見守っていくことでしょう。

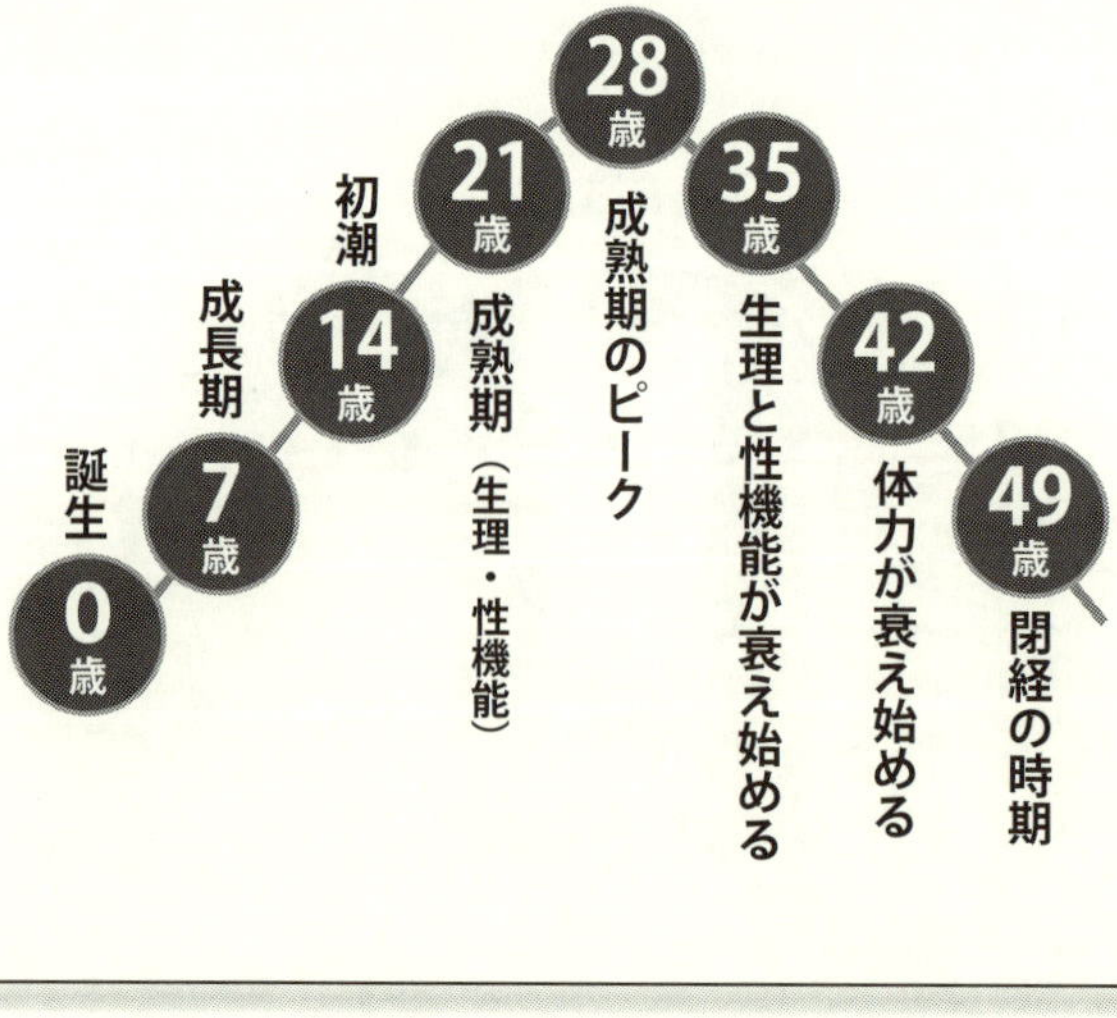

コラム　思春期の女性は心身が大きく変わる

中医学では、女性は7の倍数の年齢で体の状態が変化すると考えます。

成長期の身体と心の変化は、エイジングと関わりの深い「腎」のあらわれとされます。とくに14歳前後には、天癸（てんき）が至ることで初潮がくると考えます。天癸とは第二次性徴に関わるエストロゲン（卵胞ホルモン）と考えていいでしょう。

この頃に注意したいのが、背骨が前後のみならず、左右に歪んでしまう側弯症という病気です。もし側弯症が認められたら、進行しないように専門家の指導が必要です。

側弯症には、背骨の変形がなく、痛みを避けるためや姿勢などが原因の機能性のものと、背骨のねじれと椎間板の変形を伴う構築性のものがあります。中には、医師による適切な診断のもと、装具や手術が必要な場合があります。

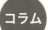

そして、構築性の中でも原因がはっきりわからないものを特発性側弯症といい、日本側弯症学会の調査では約8割がこの特発性ということです。また、そのうち思春期に発症するのが約8割で、その9割近くが女性に発症していることがわかります。つまり、初潮前後の女性の体に大きな変化があらわれていると考えられます。

女性が男性に比べて筋肉量が少ないとはいえ、そのようなことがこの時期の女性に側弯症が多い主たる原因とはつまり「肝」および肝臓は、「気」の巡りだけでなく、女性の感情やメンタル面、身体の不調、さらに美容面にまで多大な影響を及ぼす「血《けつ》」と深く関わっています。このようなことからも、女性にとって肝臓がいかに大切な臓器かおわかりいただけたでしょうか。

私たちの身体は、自律神経によって無意識のうちにコントロールされていますが、それは肝臓や副腎だけに限らず、どの内臓にも共通していることです。それなのに、本書では肝臓ばかりを自律神経とリンクさせてお伝えしています。その理由を2つ挙げましょう。

1つは**肝臓が横隔膜と接続していることから、呼吸を介して自律神経に影響するということ。**感情面や長期化した浅い呼吸、肝臓自体の問題があると交感神経が優位なままになってしまうことが考えられます。浅い呼吸は肝臓のマッサージ効率も、体液循環も、酸素効率も著しく妨げることになります。

このように、体内で最大の臓器である肝臓が横隔膜の下に存在するのは、私たちが楽に生きていくために肝臓がマッサージされる必要があるからなのでしょう。そんな肝臓が疲れ果て、うっ血したり、かたくなるようなことがあれば、やはり自律神経の乱れとしてあらわれると考えるのです。

２つ目は、**肝臓の悲鳴が胃腸など他の臓器と比べて認識しにくいということ。**加えて、そのはたらきが複雑すぎて、何ができていて何ができていないのかもわからない、といったことも考えられるでしょう。

ネガティブな感情から交感神経が優位な状態が続くと、肝臓を中心にはたらきが低下します。そのとき、身体の外側にある筋肉は緊張し、筋膜はその形を記憶してしまうため、筋肉本来の柔軟性と収縮するはたらきを失ってしまいます。その結果、胸郭の動きが窮屈になれば浅い呼吸になり、心の緊張も招くという、負の連鎖が生じてしまうのです。

また、近年では漢方薬を処方する医師も増えました。漢方のＣＭを見ない日は珍しいくらいです。とくに女性によく処方されるものの1つに、「加味逍遥散《かみしょうようさん》」があります。これは、生理や更年期における諸症状に対して、血流を改善し、イライラや不安感を和らげる効能があります。「逍遥」といえば明治時代の小説家「坪内逍遥」が有名ですが、この言葉は「気ままに楽しむ」とか「周りにとらわれず楽しむ」といった意味もあります（薬の名前の意味は少し違います）。

加味逍遥散がよく処方されるのは、女性特有の症状から肝臓に負担がかかることで、気の流れが滞り、イライラや不安感があらわれやすいからです。もし、普段から気ままに生活できたら、きっと肝臓の負担は軽くなり、自律神経やホルモンバランスにもいいでしょう。ぜひ自分の中に「逍遥」を根付かせていきたいものですね。

このように、女性にとって肝臓は人生の質を左右する大切な臓器です。とくに、アルコールの過剰摂取は男性以上に大きな負担になります。肝臓を労わるために、日々の生活を見直してみることをおすすめします。

漢方薬の「加味逍遥散」は、女性特有の症状に効き、イライラや不安感も和らげてくれる。
ぜひ自身の中にも「逍遥（気ままに楽しむこと）」を！

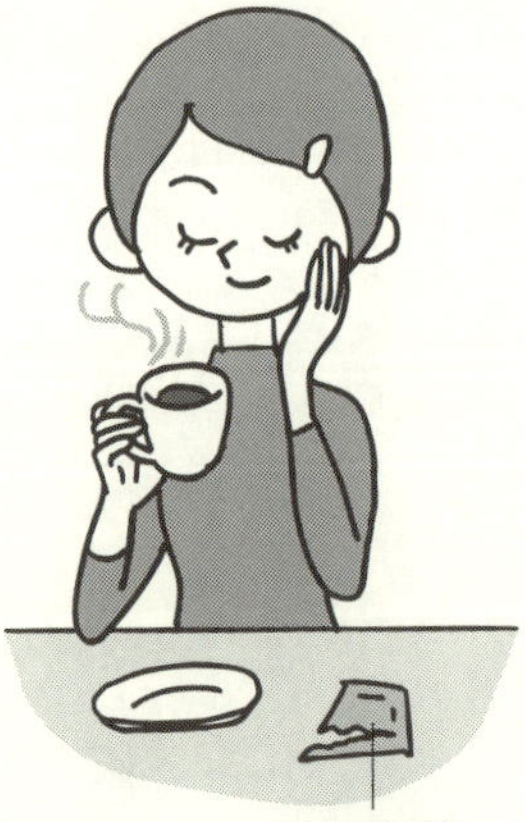

◎脳のはたらきも高める!?　肝臓パワー

何年か前、女優の南田洋子さんが患っていた症状が、実は肝性脳症だったことをテレビを通して知りました。肝臓疾患によって精神や情緒が不安定になることを、肝性脳症といいます。本来は肝臓で解毒できる有害物質が、血液脳関門という砦を超えて、脳のはたらきを阻害するのです。このケースは明らかに肝臓の病気ですが、**「肝脳を絞る」（ありったけの知恵を絞ること）という言葉からも、肝臓が脳や精神と深く関わっていることがうかがえます。**

中医学においても、「肝」は脳を含む中枢神経や精神と関わっていると考えます。昨今、脳の栄養素として糖質とケトン体が注目されていますが、いずれも肝臓と密接な関わりがあります。

例えば**お酒を飲みすぎて二日酔いになると、眠気と体のだるさがあらわれることがあるでしょう。それも実は、肝臓の疲労による脳のエネルギー不足が原因**と言われます。もちろん、血流の悪化から老廃物や二酸化炭素を体外に排出できないことも、倦怠感やだるさの原因になります。

また、精神的なストレスを受けると、大脳辺縁系から視床下部という部位を介して、副腎から抗ストレスホルモン（コルチゾール）が分泌されます。副腎は腎臓の上に載っているナポレオンの帽子のような部位です。このように私たちの体は本来、薬のステロイドを使わずとも、俗に抗ストレスホルモンと言われる天然のステロイド（コルチゾール）が、体内の炎症を収めてくれるようになっているのです。

一方で、メンタルストレスが長く続いたり強すぎると、自律神経、内分泌、免疫のはたらきが弱まり、体内で活性酸素が生成されます。肝臓が活性酸素の攻撃を受けると、解毒機能が低下し、血液によって全身に毒素がまわり、炎症を起こします。

そうなるとまた副腎のはたらきも増え続け、負の連鎖が止まりません。このような肝臓と副腎の関係性は、中医学においても、「肝」と「腎」の密接な関係として捉えられているのです。

第3章 解剖生理学からみる、中医学の五臓六腑

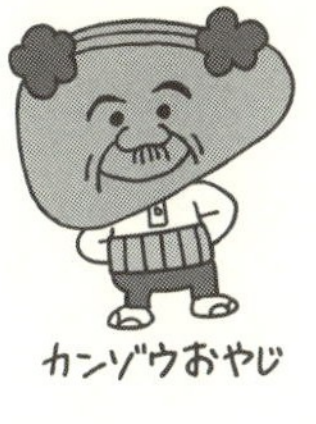

◎人の身体も自然の一部、宇宙の一部！

本書の肝（キモ）は、中医学の考え方をできるだけ現代の言葉で説明し、理解していくことにあります。そのためにも、ここで中医学の概要を見ていきましょう。

中医学とは「中国伝統医学」の略称です。欧米でもＴＣＭ（Traditional Chinese Medicine）として親しまれています。「東洋医学」と言われることもありますが、正確には、中医学にチベット医学やインド医学などを含めた総称が東洋医学です。

私は初学者の頃、中医学をまるで信じられませんでした。とても胡散《うさん》臭いイメージを持っていたのです。どちらかというと、西洋医学的な考えのほうがしっくりきました。鍼灸とマッサージの師でもある父親の影響からこの道に進んだものの、どうにも考え方に納得できないことばかりでした。今では中医学の素晴らしさを語るまでになりましたが、西洋医学の恩恵を忘れたこともありません。

こんな私だからこそ、「なぜ今、中医学なのか」お伝えできることがあると思います。

今この時代に伝えていきたい理由は、現代の社会情勢にあります。経済不況や自然破壊、不可解な犯罪・事件など、先行き不安な今を生きる私たちにとって、ストレスを感じない日は珍しいくらいです。多くの人が知らず知らずのうちに疲弊《ひへい》していて、自分にとって何が必要なのかもわからなくなっているようです。「これからは目に見えない心や魂のケアをしていく時代になるだろう」と、父はよく言っていました。物質的に豊かになり情報が溢れることで、大事なものが薄れていくことを懸念していました。

見えないストレスは私たちの心や肉体を複雑に蝕んでいきます。原因不明の病気や不定愁訴も後を絶ちません。**病気を分析すると同時に、その原因となっているつながりを知ることも大切です。**それがまさに、人の観方《みかた》を身につける中医学の「整体観」で可能になるのです。それを伝えるためには、一般の方にもわかりやすい説明が必要だと考えるようになりました。

中医学の特徴の1つは「人間そのものをまるごと見る」ことです。西洋医学では原因がわからない症状でも、その人に合った対処法を見つける手段があります。ただし、見つかったからといっても、必ず治るわけではありません。なぜなら、多くのケースにおいて、**治**

癒改善には本人と周囲の理解、気づきが必要だからです。どんなに素晴らしい医術でも、それを正しく理解し、実践できなければ効果が期待できないのです。

とはいえ、全ての人が中医学の専門家になる必要はありません。中医学の醍醐味は、その考え方であり、人の観方《みかた》にあるからです。漢方、鍼灸、気功、食養生など、魅力を語ればきりがない中医学ですが、まず知ってほしいのは、**「私たち人間は宇宙や自然の一部であって、私たちの中にも自然そのものがある」**という考え方です。医師や専門家だけでなく、多くの方に知ってほしいことです。中医学の難しい専門用語などを覚えるよりも、この考え方が理解できれば、皆さんの日常にきっと役立つのです。

「天人合一《てんじんごういつ》」や**「人間は小宇宙である」**という言葉をご存じでしょうか？　天は宇宙や自然に相当しますので、自然も宇宙も人も、皆同じであることを意味しています。

私たちは宇宙の中の小さい地球という惑星の中の、日本という国に住む一人の人間です。宇宙の中の「オレ様」なのか、宇宙の中のちっぽけな自分なのか、競争社会の中で自分の存在価値がわからなくなることもあるかもしれませんが、私たちは誰もが同じ宇宙に存在する人間です。それならば、自分と他人を比べて優劣を争うのは、おかしな話だと気づか

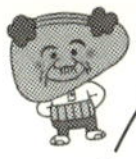

されます。

一方で、私たちの中にも宇宙や自然が存在していることに注目してみましょう。私たちの体は何でできているでしょうか？

「60兆個の細胞」という答えも、「水」という答えも正しいでしょう。もっと人間の体を細分化していくと、目に見えない原子などの素粒子というものがあるといいます。**肉眼で見ることができない人間の身体。そこには、太陽の周りを地球が周回する太陽系のようなミクロな宇宙（原子核と電子など）が存在する**と考えられています。まるで宇宙が私たちの体の中にあるかのように。その細分化は尽きることなく続いていくといいます。

中医学において、人の体は「気」の集まりで構成されていると考えます。その「気」というものは、最小限の物質でありエネルギーとされています。つまり目に見えない物質と定義されているのです。こんなことを信じようにもなかなか信じられるものではありません。しかし、実際のところ確かに**肉眼では目に見えない物質によって、私たちの身体はつくられているのです**。そして、その中には**「もう1つの宇宙」が広がっている**ということもまた事実でしょう。

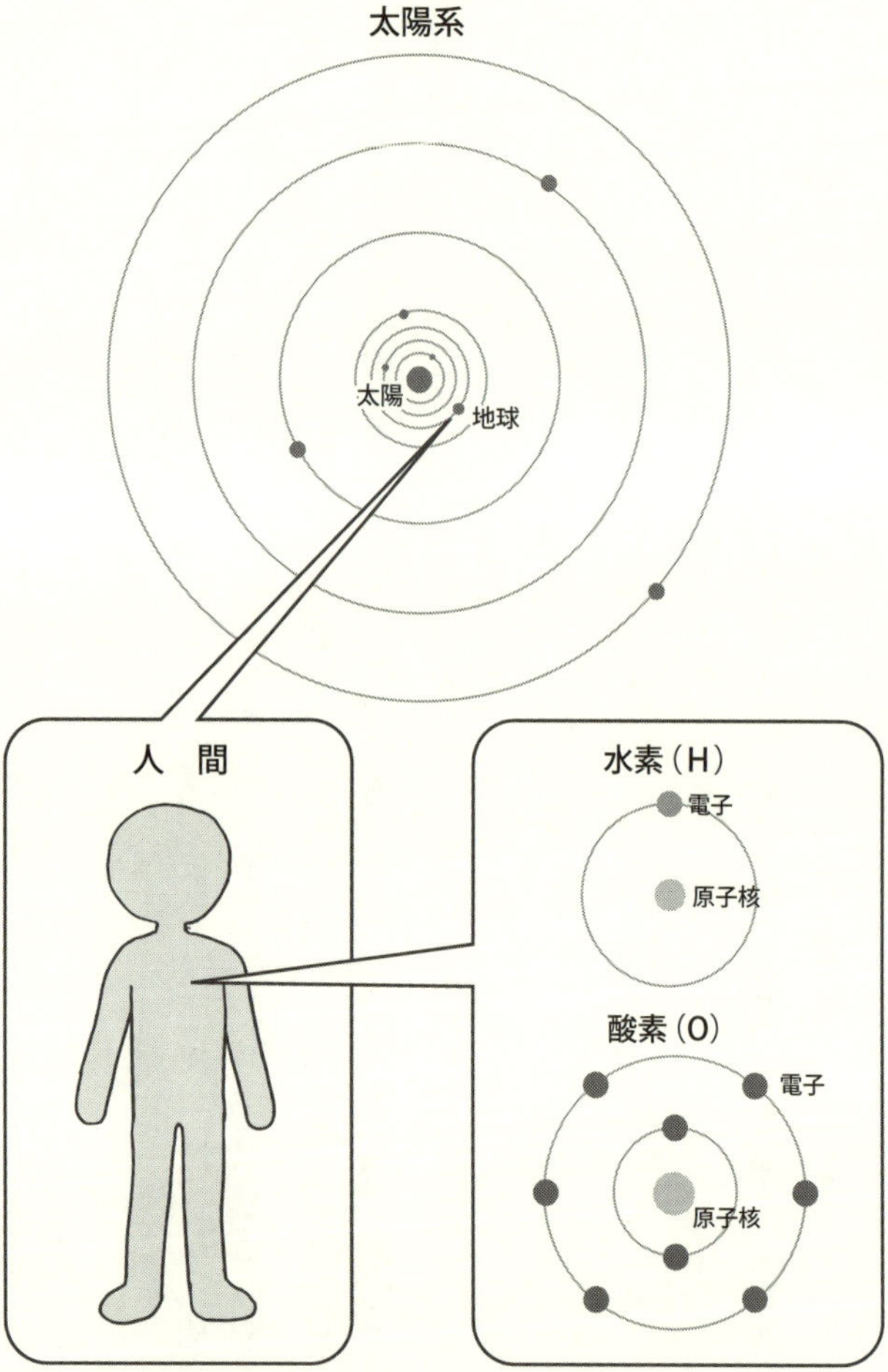

宇宙の惑星の１つ、地球の一部として人間は存在する。
その人間も、実は肉眼で見えないミクロの宇宙から成り立っているのだ！

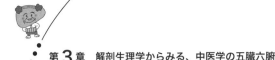

ところで、目に見えないのに、物質として認められているなんて、なんだか変な話だと思いませんか？

これは、物理学における量子力学の考え方と通じるところがあります。量子とは素粒子でありながら波であると定義づけられているものです。どういうことかというと、量子という素粒子は、人間が目で認識しない限り、目に見えない波の状態であることが、方程式から導かれるというのです。つまり、私たちの身体も目に見える山も川も、全てこの素粒子からできています。ただし、観察していないときは物質としての存在はなく、波の状態になっているというのです。だから極端な話、私たちが感覚的に認識しているこの世のすべてが「幻覚」とでもいえるような話なのです。なんだか混乱してしまう話ですね。

しかしながら、まだそこには可視的な科学的根拠はないといいます。最先端の研究者が、曖昧《あいまい》だけれどもそうだろう、それでいいのではないかという、直観と確かな論理、経験から導かれたものなのです。

同じように、中医学も経験から生まれた医学です。近年、科学的根拠のないものは認められないとする考えが多い中で、科学を代表する物理学の最前線ではこのような見解で物事が決まり、常識が作られているというのも1つの事実なのです。「信じる者は救われる」ではありませんが、「信じる人にだけ見えるものがある」というような話ですね。とはいえ、「心」や「愛情」も目には見えませんよね。でも確かに感じるし、あると思えるでしょう。要はそれと同じことなのです。

私は以前、気功を教わった先生に「信じないならやらなくていい」と言われたことがあります。まさに中医学に疑問を抱いていたときでした。今では、彼が言った言葉の意味がわかる気がします。

さて、このような目に見えないミクロの世界は、もしかしたら、ずっとその先も広がりつながっているのかもしれません。例えば、こんなふうに考えてみるのはどうでしょう。私たちが存在している地球や宇宙も、実は一人の人間の身体の一部にすぎない。そしてその人間も同じように地球や宇宙に存在している……。おかしな話ではありますが。

ただ、**やはり宇宙や自然と人間の間に壁はない**のです。大きいも小さいもないのです。そして、**全てがつながり合っているわけですから、お互いに影響を受け合い、与え合うの**

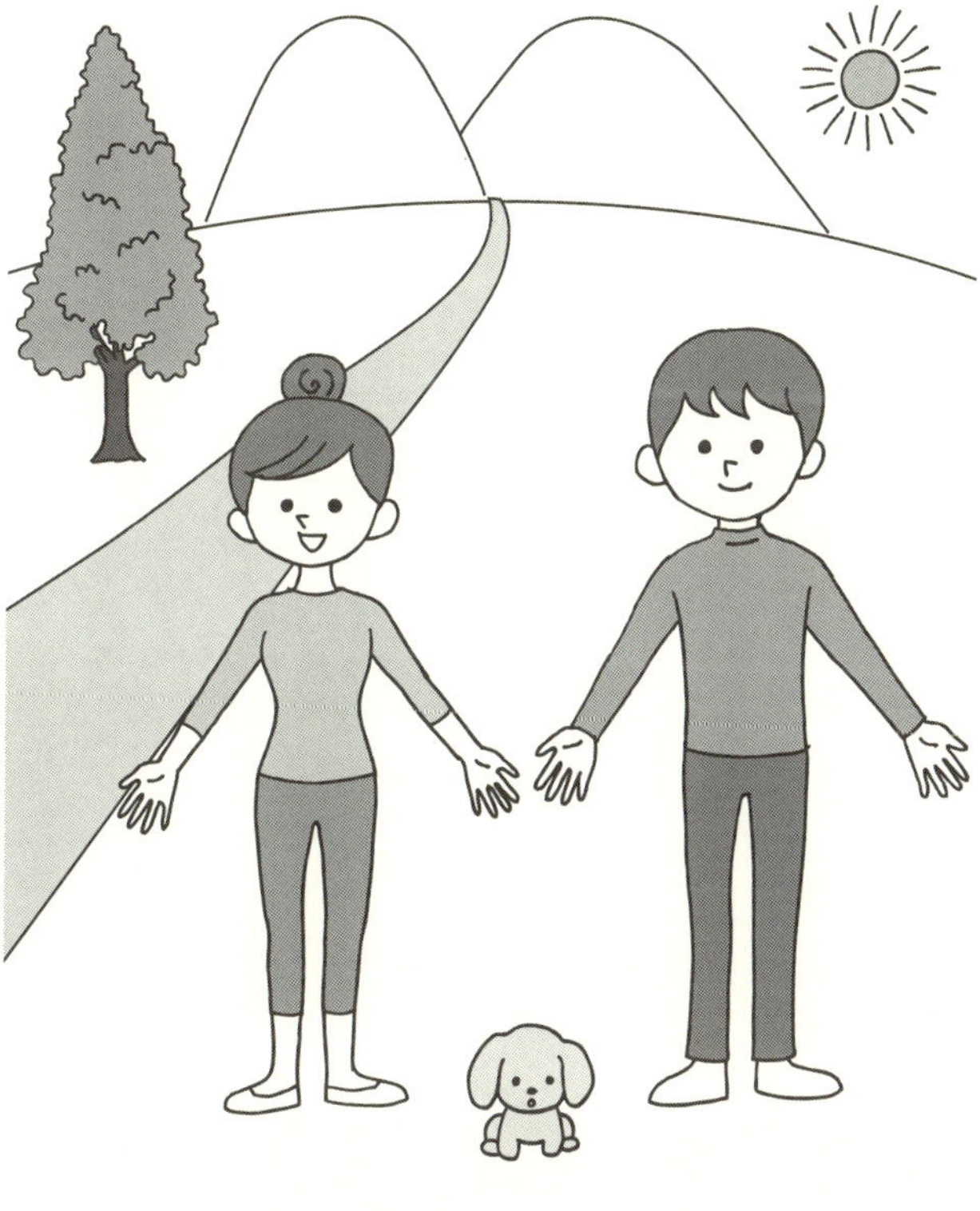

つい忘れがちだが、人間も自然の一部として存在する。
空も、山も、川も、木も、動物たちも、つながり合って
一体だから、目に見えなくても影響を与え合っている。

も必然です。

自然と人もつながり合って一体ですから、異常気象が私たちの体に影響することもあたり前なのです。もし今それが目に見えてわからなくても、時間が経つと見えてくることがあるでしょう。

例えば、地震や集中豪雨などの天災は、土地や建物の被害だけでは済みません。人々の平穏な生活を奪い、心に大きな影響を及ぼします。当事者でなくても無関係ではありません。様々なモノやコトは、その場にいなくてもつながっているのです。

同様に、自然現象にも連鎖します。海外で起こった異常気象は日本にも影響するでしょう。環境汚染が異常気象につながるように、私たちの生活スタイルや言動も常に、自然や宇宙にも影響しているのです。なぜなら、私たち自身が自然そのものだからです。心も体も内なる自然がバランスを取って共存しているのです。

「気」が物質であり、同時にエネルギーであることを考えれば、**私たちの心や意志も気やエネルギーとして、目には見えないけれども様々なモノやコトとつながっている**わけです。例えば、人の視線を感じたことがある方は多いでしょう（ときには自意識過剰なこともあるかもしれませんが)。あなたの意識や言動が周囲に与えている影響は計り知れないのです。このようなことが、中医学において人の体や心を見るうえで大事なコトなのです。

中医学では人間の体を、まず陰と陽という2つの性質に分類します。この世は全て表裏一体の性質でできているという考え方です。さらに**木・火・土・金・水という自然界に存在する5つの基本物質にあてはめて考える五行論**があります。人間の体が「小さな宇宙」と言われるように、木・火・土・金・水は天体望遠鏡がない時代に目に見える惑星に相当しますが、この特徴や性質をもとに五行論が成り立っているといいます。

この自然界に存在する5つの性質は、私たちの内なる自然体にも存在しています。その自然現象は、自らの感情(イライラ)や生活習慣(香辛料などの刺激物を嗜好)によって火の性質(炎症や熱)を持つこともあれば、異常気象(熱中症)や環境の変化(熱帯に移住するなど)を受けて火という性質の自然をあらわすこともあります。

しかし、それは誰でも同じようになるわけではありません。**その人の体質や生まれ育ってきた環境によって、影響の受け方も違うのです。**ですから、自分のことを正しく理解し、自分を取り囲む外の自然を予測し、自らの内部環境を安定させながら付き合うことが大切です。そうすれば、体調を良い状態でキープできます。このようなことを、中医学は教えてくれるのです。

◎身体の中にある、陰と陽のリズム

古代中国では、自然界を陰陽という2つの大きな性質に分けられると考えました。それは、太陽と月にはじまり、光と影、天と地、熱さと寒さ、上と下、のように、興奮や運動、男性的な性質を「陽」とし、抑制や静止、女性的な性質を「陰」とします。

中医学の陰陽の定義では、**「陰と陽は相互に関わり合いながら対立し、お互いに影響し合い変化するものである」**と考えられています。対立するといっても、男性と女性の仲が悪いとか交わらないという意味ではありません。性質として対照的ということです。

そもそも私たちが性別として男女に分けられるのも、男性と女性、それぞれが存在しているから比較対照されるわけです。もしどちらか一方だけしかいなければ、性別というものも存在しません。

また、男性の中にも女性的な部分があったり、女性の中にも男性的な部分が存在します。例えば、男性でとてつもない母性本能の持ち主もいるでしょう。ときに、女性に秘められた真のたくましさを見ることもあります。

また年齢や状況によって、その性質が大きく変化することもあり、ホルモンや自律神経の変化として捉えることができます。こうした現象を中医学では、陰陽バランスの変化として捉えるのです。

このようなことをあらわしているのが、陰陽太極図です。太極拳をされる方はもちろん、韓国の国旗や、某アパレルブランドのマーク

陰
- ○女性
- ○副交感神経
- ○夜
- ○抑制
- ⋮

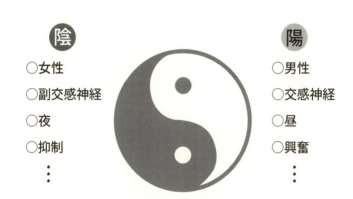

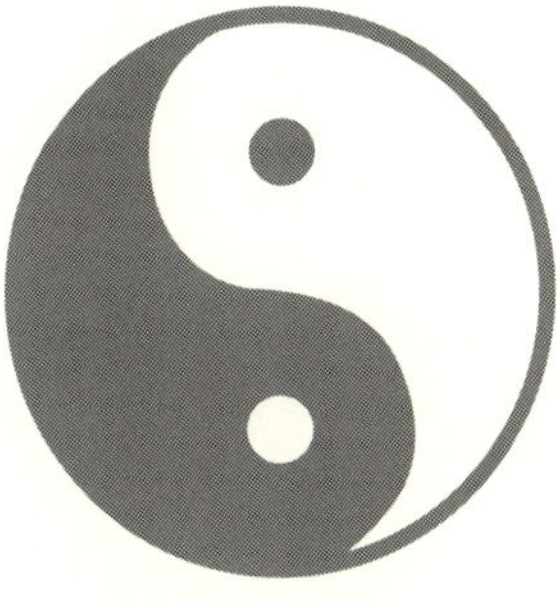

陽
- ○男性
- ○交感神経
- ○昼
- ○興奮
- ⋮

古代中国では、ものごとすべては陰と陽の２つの性質が一体となっていると考えた。片方だけで存在するのではなく、２つで１つなのだ。

などでご存知の方も多いでしょう。この図では、陰と陽が常に変化し合い、流動的な動きを持っていることを示しています。また陰の中に陽が存在し、陽の中に陰が存在していることもわかるでしょう。そうして、陰と陽の2つの性質が自然のリズムを作っているのです。

さてここで、自律神経の話に触れないわけにはいきません。自律神経も、相対立する作用を持つ交感神経と副交感神経によって、私たちの体の生理活動のバランスを取っています。そして、自律神経は基本的に無意識にはたらく神経です。

興奮や緊張、イライラや恐怖といったストレス時に交感神経が優位に、休息やリラックス時に副交感神経が優位になります。内臓や手足など末端の血流もコントロールしているので、体に冷えや熱（以下、寒熱）といった自然現象を自覚できるのも自律神経のはたらきの結果といえます。**寒熱という「体の声」から体の中の内なる自然現象を読み取れば、自律神経および陰陽の状態を把握することが可能です。**つまり、自律神経の乱れとは陰陽のバランスの崩れであり、陰陽失調と考えられるのです。

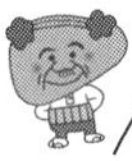

その他にも、私たちの体には陰と陽で捉えられるものがあります。例えば、筋肉には拮抗筋という反対のはたらきをする筋肉がセットで存在します。ポパイの力こぶで知られる二の腕にある上腕二頭筋が収縮しているときは、それとは骨を挟んで反対側にある上腕三頭筋が長く伸びています。どちらにも過剰な収縮や短縮がなければ、均衡した状態でバランスを取っています。

一方で、拮抗筋のアンバランスが生じることもあります。例えば、**知らず知らずのうちに日常生活で同じ動作を繰り返していたり、浅い呼吸を続けていれば、いずれかの筋肉が硬く短くなり、緊張を保ったままになってしまいます。**このとき、対になる筋肉は伸びていたりします。このようなことは、見た目の体の歪みとしてあらわれるだけではありません。**長期化した習慣が、固定化されて環境形成されてしまう**ことで、日常動作や呼吸、普段の意識、心や身体の緊張、さらには内臓のはたらきなど、自律神経にも影響を及ぼすことになるのです。

他にも、私たちの身体の見た目（構造）やはたらき（機能）にも、様々な陰陽が存在しています。静脈と動脈、浅い呼吸と深い呼吸、排泄と飲食、など。ただし、あまり細分化して深く考えすぎても真理が見えなくなることもあります。ある程度、おおざっぱに捉えるのが中医学の良いところでもあります。適当なようでいて実は本質をついている、と私は思うのです。

また、人の心や世界の出来事にも良いことや良くないことが起こるものです。昼と夜、太陽と月のリズムのように、光と影が織りなす世界はまるで私たちの心のようです。心は常に変化し、どこかにとどまるということがありません。私自身も予期せぬ出来事にとまどったり悩んだりすることもありますが、そんなときは、何かを準備したり整えるときなのだと考えるようにしています。人生は陰陽の波のように常に変化するものです。様々な出来事を通して自分の中の陰陽のリズムを感じることが、生かされている命をまっとうする醍醐味なのかもしれませんね。

先人の知恵が教えてくれている大切なことは、自分の体質や性格、習慣や環境をまるごと観察し、知ろうとすることです。そして、天気やトラブルなどの外的因子、自分自身の心や感情といった内的因子、さらには生活習慣といった不内外因が、私たちの内部環境である内なる自然のバランスに影響を及ぼすことを理解しましょう。

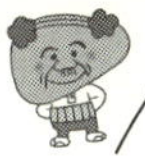

◎腹の中の状態は、外にいろいろとあらわれる！

「五臓六腑に染み渡る」というフレーズから、五臓六腑という言葉をご存知の方は多いでしょう。ただ注意すべきなのは、中医学の五臓六腑は、現代医学のような臓器単体を意味しない、ということです。

例えば、肝臓は「肝の臓」とし、そのはたらきや現象を意味した名称となります。しかし「肝」のはたらきは、自律神経系、中枢神経系、内分泌系、消化器系、循環器系など広範囲に関わるため、そのまま理解するのはとても難しいことです。

そもそも肝臓と「肝」は違うとはいえ、全く違うものではありません。むしろ、**肝臓のはたらき（生理機能、病理）を他の臓器とのつながりでホリスティック（全体的）に理解すると、「肝」のはたらきが見えてきます。**

ほかの五臓六腑も同様です。解剖学的な名前の臓器だけを意味するのではなく、各臓器を代表とした周辺との関わりで生まれるはたらきや現象を意味します。それは、西洋医学と共通のはたらきもあれば、もっと広い範囲のはたらきを意味するものもあります。

このような考え方が生まれた背景には、現代のような麻酔や精密機器がなかったことが考えられます。中医学の古典における解剖記録では、各臓器の大きさなどは現代の解剖学と大差がないこともわかっています。昔の人も臓器のことをよくわかっていたのでしょう。とはいえ、できるだけ開腹して手術する事態を避けたかったわけです。三国志の曹《そう》操《そう》に殺されたことで有名な華《か》佗《だ》という凄腕の医者は、手術を行ったとされているようですが、やはりそうなる前に手を打つ必要があったはずです。

昔の人はとにかく病人を観察して、「この病気になる人はこのような肌の色」「この症状の場合はここに反応があらわれる」といった統計と分析を、生きている人間から集めたのです。また、神秘的な能力を持つ人の存在も影響しているかもしれません。そのうちに、木火土金水（五行）という自然界に存在する基本物質の性質と、人間の生理機能があてはめられていったのでしょう。そして五行を医術に活用するために、五行色体表《ごぎょうしきたいひょう》（１２２ページ）というものができた、そう私は解釈しています。

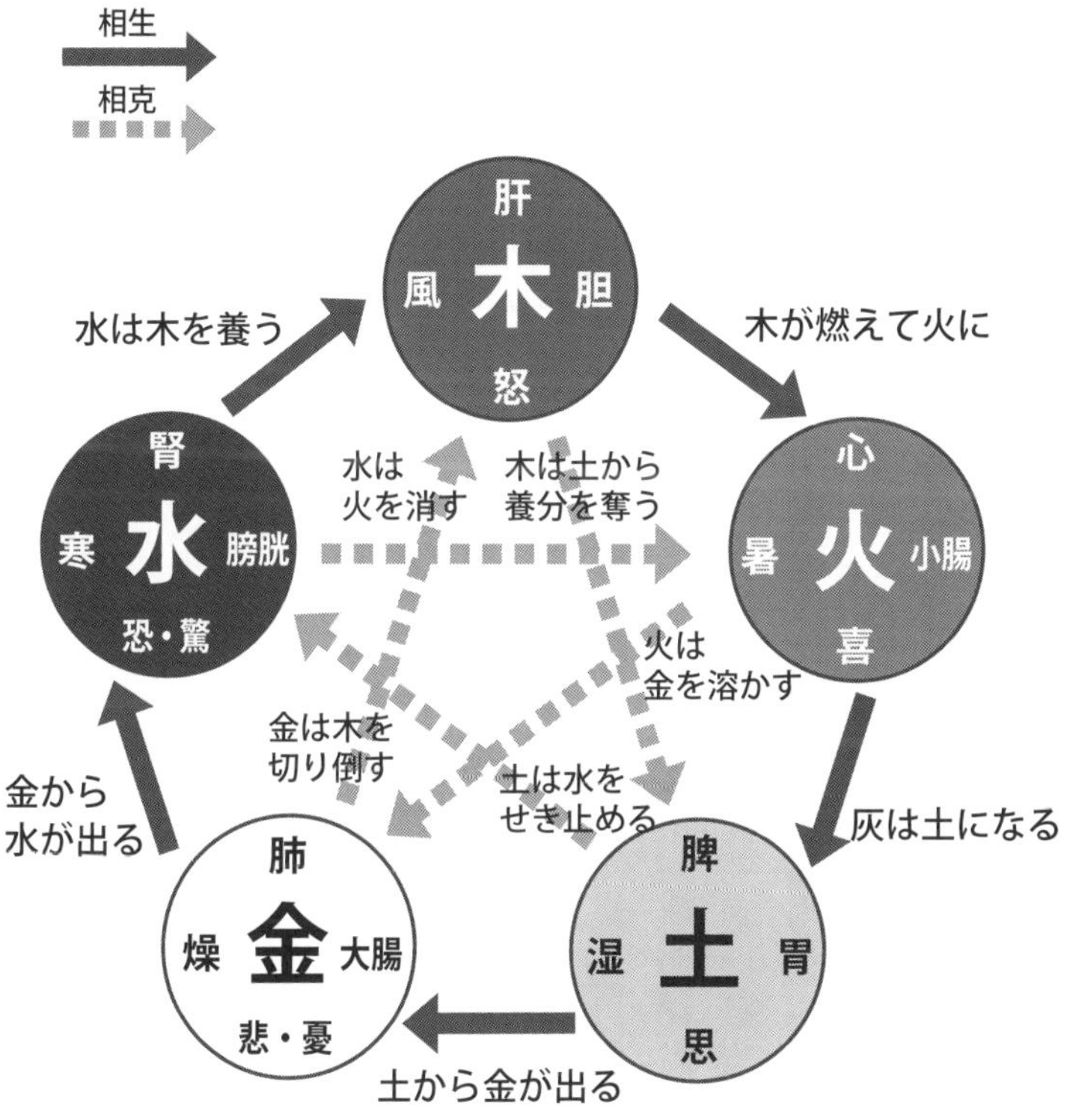

古代中国で考える基本物質、木火土金水（五行）の性質は、それぞれに強める関係（相生）と弱める関係（相克）で成り立つ。同じような関係性は五臓にもあてはまる。

五行	木	火	土	金	水
五臓	肝	心	脾	肺	腎
五腑	胆	小腸	胃	大腸	膀胱
五志（七情）	怒	喜	思	悲・憂	恐・驚
五根	目	舌	口	鼻	耳・二陰
五液	涙	汗	涎	鼻水	唾
五華	爪	面色	唇	体毛	髪
五主(合)	筋	血脉	肌肉	皮毛	骨
五気	風	暑・火	湿	燥	寒
五季	春	夏	長夏	秋	冬
五色	青	赤	黄	白	黒

五行色体表。古代中国で考える基本物質、木火土金水（五行）の性質を、様々な心身の性質にあてはめたもの。これが中医学の見方のベースとなる。

本書は肝臓がテーマですから、「肝」に対応する木の行を見てみましょう。目、涙、爪、青といったものが、並んでいます。

つまり**この表から、「肝」の状態があらわれやすい身体部位や心の状態、変調が生じるとあらわれやすい色や症状などがわかります。**古代の人たちは、血液検査やエコー、精密機器を使わずして内臓の状態を把握していたのです。

目の異常があらわれたり、涙のコントロールができなければ「肝」の状態が悪いと考え、イライラしたり抑鬱気味であれば「肝」に対してアプローチするのです。**肝臓自体が本当**

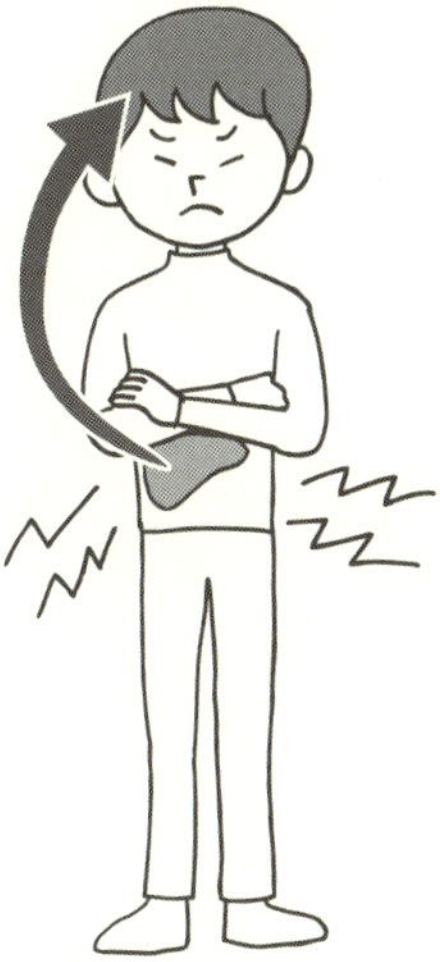

五行色体表にあるとおり、「肝」が不調だと、怒りの感情があらわれやすい（五志）。また、涙が出やすくなったりもする（五液）。

の病気になる前に、早い段階で他の異変から対応するということです。これが未病治であり、未病先防《みびょうせんぼう》、既病防変《きびょうぼうへん》といった中医学の醍醐味といえるでしょう。

このように、五行をベースに体を見ていく考え方を蔵象論《ぞうしょうろん》といいます。蔵象論《ぞうしょうろん》は先ほどの五行色体表《ごぎょうしきたいひょう》（122ページ参照）の内容をもとに、相生や相克といった五臓六腑の相互の関係を紐解《ひもと》くものです。

蔵象《ぞうしょう》の蔵《ぞう》とは蔵《くら》の中、つまり「外から見えない腹の中」のことで、象《しょう》とは「外にあらわれる現象」を意味します。つまり、開腹しなければわからない腹の中の状態を、外にあらわれる様々な現象から見て捉える、ということ。

さらに蔵象論《ぞうしょうろん》では、精神活動（感情）と五臓六腑の生理活動について説明していて、私がとくに感銘を受けたところでもあります。五臓に対応する感情というものがこの時代にわかっていたのです。つまり、**過度の感情や長引く感情が特定の五臓を傷め、逆に五臓の状態によって対応する感情になりやすいということ。**そして感情（七つの感情：怒・喜・悲・思・憂・恐・驚）が不調の原因として最たるものと考えていたのは、すごいことだと思いませんか？

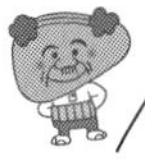

五臓のそれぞれの特徴

「肝（かん）」

・肝臓を中心に、消化器系、神経系をつかさどる。
・血液との関係が深く、ホルモンバランスにも関わる。
・自律神経と深く関わり、気の流れに影響を及ぼす。
・全身の筋肉・筋膜にも関係する。
・女性の月経や感情の変化に関わる。
・胆と密接に関わる。

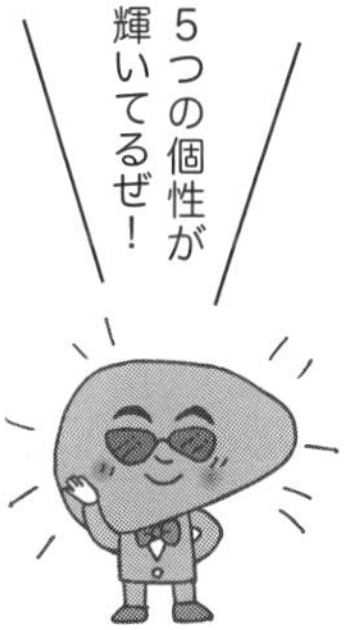

「心（しん）」

・心臓を中心に、循環器系をつかさどる。
・全身に血を送り出すポンプ作用がある。
・睡眠と覚醒のリズムをコントロールする。
・大脳と深く関わり、精神意識の中枢となる。
・小腸と密接に関わる。

「脾（ひ）」

・膵臓を中心に、消化器系をつかさどる。
・飲食から、生命活動に必要な後天の気を生み出す。
・口、味覚、食欲に関わる。
・胃と密接に関わり、「脾胃」として考えることが多い。

「肺（はい）」

・肺を中心に、呼吸器系をつかさどる。
・体温調節と、咳や鼻水など体液の代謝に関わる。
・全身の気を循環させる。
・大腸と密接に関わる。

「腎（じん）」

・腎臓と副腎を中心に、泌尿器系、内分泌系をつかさどる。
・先天の気（生命力）を蓄え、体内の水分を管理。
・生殖機能、成長、発育に関係する。
・骨、脳のはたらきに関与し、背骨や神経系と深く関わる。
・膀胱と密接に関わる。

人が生きていくうえで避けて通れないのが人間関係や心の問題であり、そこには感情が関わります。対人関係におけるメンタルストレスは、今でこそ病気や不調、免疫や自律神経などに影響するものとしてあたり前になりました。しかし、ハンス・セリエによってストレス学説が唱えられたのは、たった数十年前のごく最近の出来事なのです。それを数千年も昔からわかっていたのは驚くべきことでしょう。

ところで昨今、メディアでも脳科学の話題をよく聞くようになりました。この大事な脳の話が、実は古典的な中医学にはほとんど出てきません。それはなぜなのか、考えてみましょう。

まず、脳や神経系の神秘は、現代の最先端科学をもってしても謎が深まるばかりです。まだ脳の仕組みはほんの一部しか解明されていません。また、私たち人間は脳のポテンシャルをほとんど使い切れていないそうです。

当然、古代から脳が大切な器官であることはわかっていました。脳は「元神の府」として、あらゆる精神意識活動を統括する器官とされていたのです。それなのに、五臓六腑には属していません（ちなみに、子宮や卵巣も五臓六腑には属していません）。

おそらく、**脳に問題が起こってからではどうにもならないからではないでしょうか。だから、どうにかなる前に五臓六腑を中心に心身のバランスを整えることが最善だと考えたのでしょう。**

ですから、明らかな器質的・遺伝的問題は別にして、中医学では、脳（や婦人科系など）の問題は五臓六腑の問題から生じた結果と考えるのです。

現代医学では、心の存在を脳に求めます。事実、脳の特定部位にホルモンや神経が作用

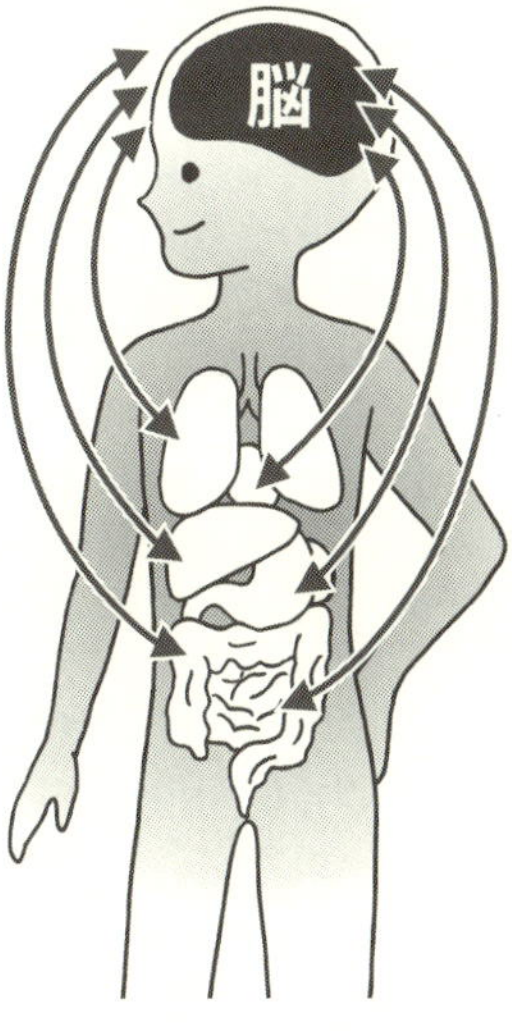

古代中国では、脳のためにも、まず五臓六腑を整えることが第一と考えていたのだろう。

し、何らかの精神活動や感情があらわれることが確認されています。しかし**古典的な中医学では、心のありかは脳だけではなく、脳はあくまでブースター（増幅器）としての役割をしていると考えるのです。**

日常の感情や思考が五臓六腑の状態を作っていて、同時に五臓六腑の状態が感情や思考を作りだしているということでもあります。繰り返す習慣や環境は、脳の神経やホルモンのはたらきも、習慣化、環境形成してしまいます。つまり、鶏が先か卵が先か、という話です。人は環境によって考え方も感情も変化します。その結果として、脳の状態も変化していると考えられるのではないでしょうか。

いつもポジティブな言葉を声に出したり、表情だけでも笑顔をつくっていると、脳に良い作用が期待できるうえに、五臓六腑や感情にもプラスの効果が期待できるはずです。

なお、中医学においてとくに脳と関わりが深い五臓六腑は「腎」ですが、「肝」や「心」もまた精神活動と密接な関係性があります。

◎五臓の総理大臣は「肝」である

ここまでの内容で、五臓六腑が心身とダイレクトにつながっていることをご理解いただけたと思います。

その五臓六腑にも、陰陽・裏表の分類があります。五臓は陰であり裏に属し、六腑は陽であり表に属します。中医学ではどちらかというと陰である五臓を中心に考えますが、陰だけが大事というわけではなく、陰と陽のバランスを重視します。

例えば、社会で活躍している男性（陽）がいるとしましょう。そこには、彼を支える内助の功があるように、「俺は俺の努力でがんばっているんだ！」と思いこんでいても、実は奥さん（陰）の手のひらの上で踊らされていたりします。また今の時代は、社会で活躍する女性もますます増えており、まさにお互いに支え合っているといえるでしょう。

六腑に相当する胃、大腸、膀胱、胆嚢《たんのう》といった、中が空洞になっている臓器の不調は、症状がわかりやすく表にあらわれやすいのが特徴です（まさに陽であり、表のごとく）。六腑の状態は普段から気にもとめやすいのですが、実際はその対となる陰陽バランスの問題も生じていることがあります。

つまり、**陽であり表である六腑の症状があらわれているときは、むしろ陰であり裏である五臓に問題が起こっているケースが多いのです。**もし奥さんが寝こんでしまったらどうでしょう。仕事に集中できなくなってしまいますよね。

さて、話を戻しましょう。中医学では五臓も五行に分類されていますので、それぞれに性質があります。五行が自然界でバランスを取っているように、五臓が身体の機能をおおざっぱに5つに分類し、バランスを取っています。そのバランスを保つためのルールがあります。次ページ図のように、相手を補う母子関係（相生関係）と、相手を抑制する関係（相克関係）です。わからなくなったら、この図を見るといいでしょう。125ページに紹介しているのが、五臓の特徴を簡単に紹介したものです。

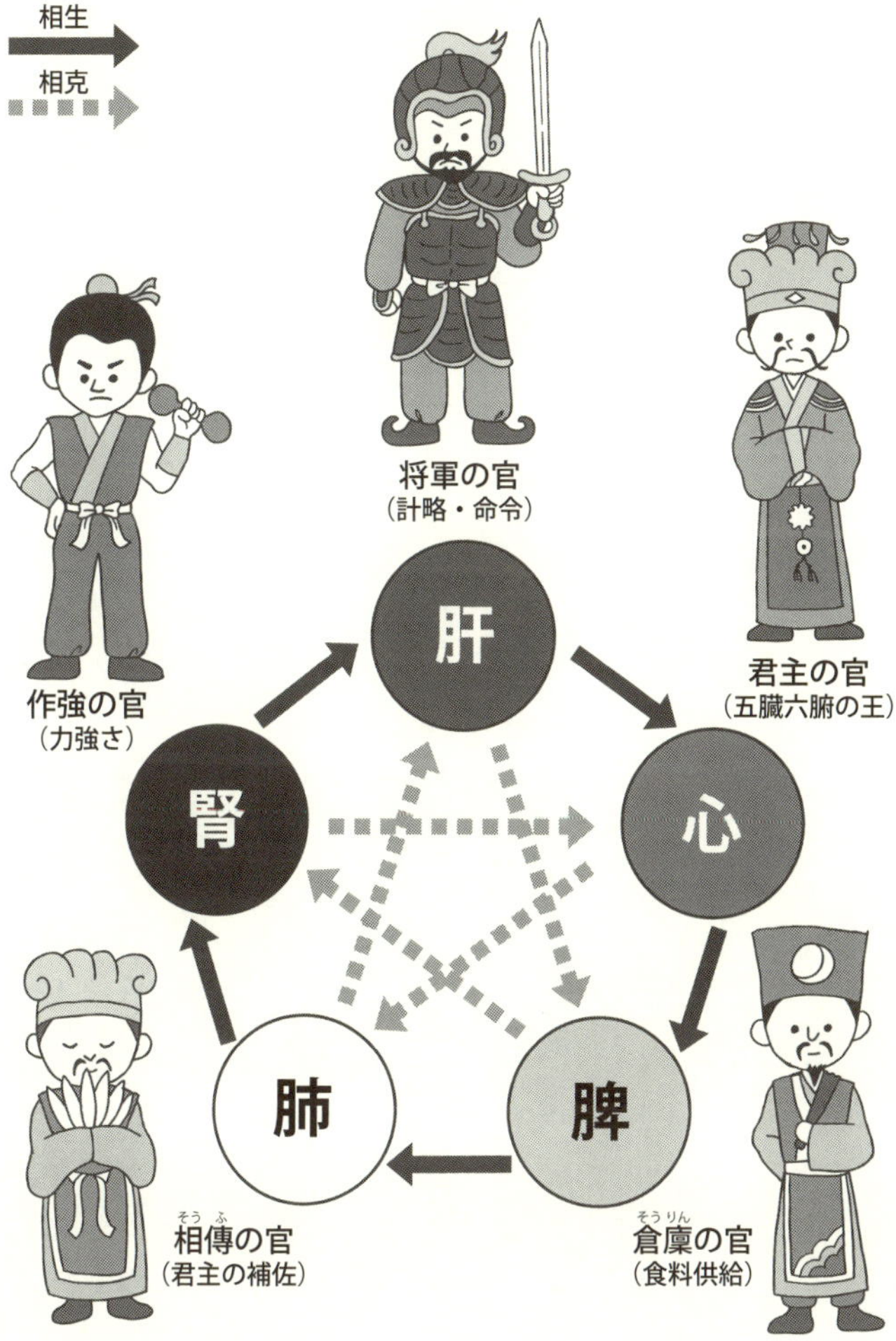

身体を１つの国として考えた場合に、五臓の特徴を国政における役職に例える。君主は「心」だが、将軍である「肝」が実権を握っている!?

さらに五臓をそれぞれ、**「肝」＝将軍の官、「心」＝君主の官、「脾」＝倉廩《そうりん》の官、「肺」＝相傅《そうふ》の官、「腎」＝作強の官というように擬人化**して例える考えがあります。これは、**身体を1つの国として考えた場合、それぞれの特徴を国政における大臣の役職に例えたものです。**一人の人間という自然国がバランスを保つための秩序といえます。

どの時代でも、君主に問題があれば、国の存亡に関わります。もし明らかに君主だけの問題なら、それは心臓や精神の問題ですから、すぐに西洋医学の診察が必要です。ですが、中医学では余程のことがなければ君主だけに原因があるとはせず、他の大臣との兼ね合いで考えます。そのようなことから、**現代の未病と健康のキーマンは、将軍の官である「肝」になるのです。現代の日本でいえば、総理大臣といったところでしょうか。**本来、相傅の官である「肺」が「心」をサポートする役割と考えられますが、国の将来を左右する大事な役職として考えた場合、「肝」がキーマンとして適当と考えられます。

つまり、総理大臣である「肝」が、人間という自然国の健全のために、各大臣と連携してバランスを取りながら国を治めているのです。また、総理大臣は諸外国との外交があるように、私たちの身体でも、気候や人間関係、ウイルスや大気汚染といった外部環境との付き合いも、大きな役割になります。これは肝臓の解毒や免疫といったはたらきともとれるでしょう。肝臓が疲れていると、食べ物や薬の影響を受けやすくなったり、対人関係や環境の変化において過剰反応を引き起こしたりすることがあります。

もし、国の情勢が悪化すれば、影響を受けるのは各大臣というよりも、どちらかというと国民に相当する細胞レベルや、気血《きけつ》の状態です。総理大臣が疲れ果てて正しい判断が下せなければ、外交や国内政策もうまくいきません。当然、国民の賛同も得られないでしょう。そして、自然国は自国内からバランスを崩し、諸外国の中でも友好関係を築けずに孤立してしまうのです。

これを私たちの身体に例えれば、内なる自然のバランスが崩れることで、ちょっとした急な気温の変化や対人トラブルといった外部環境に対応できず、体調を崩してしまうような状態です。

総理大臣である「肝」の状態が悪化して暴走すれば、国民である「体の声」が聴こえなくなってしまいます。ここでの「体の声」とは病気の症状ではなく、未病の段階における

体の声です。そのため、普段から「肝」のケアをしながら、ちょっとした身体の異変に耳を傾けることが大切といえるのです。

◎肝は「グループ」で、肝臓は「個人」

ここで、中医学の五臓と西洋医学の内臓（臓器）の違いについて、考えてみましょう。

まず、中医学の五臓は5つの内臓器官だけを意味するものではありません。肝臓という内臓器官1つを意味するのは西洋医学的な考え方です。

中医学の「肝」は、肝臓を中心に、関わり合っている他の器官のはたらきや、その結果生じる現象なども含んでいます。

つまり、**西洋医学における肝臓は「個人」であり、中医学における「肝」の見方は「グループ」**というわけです。だから中医学では、人間の体は5つの大きなグループで成り立って生命活動を維持していることになります。

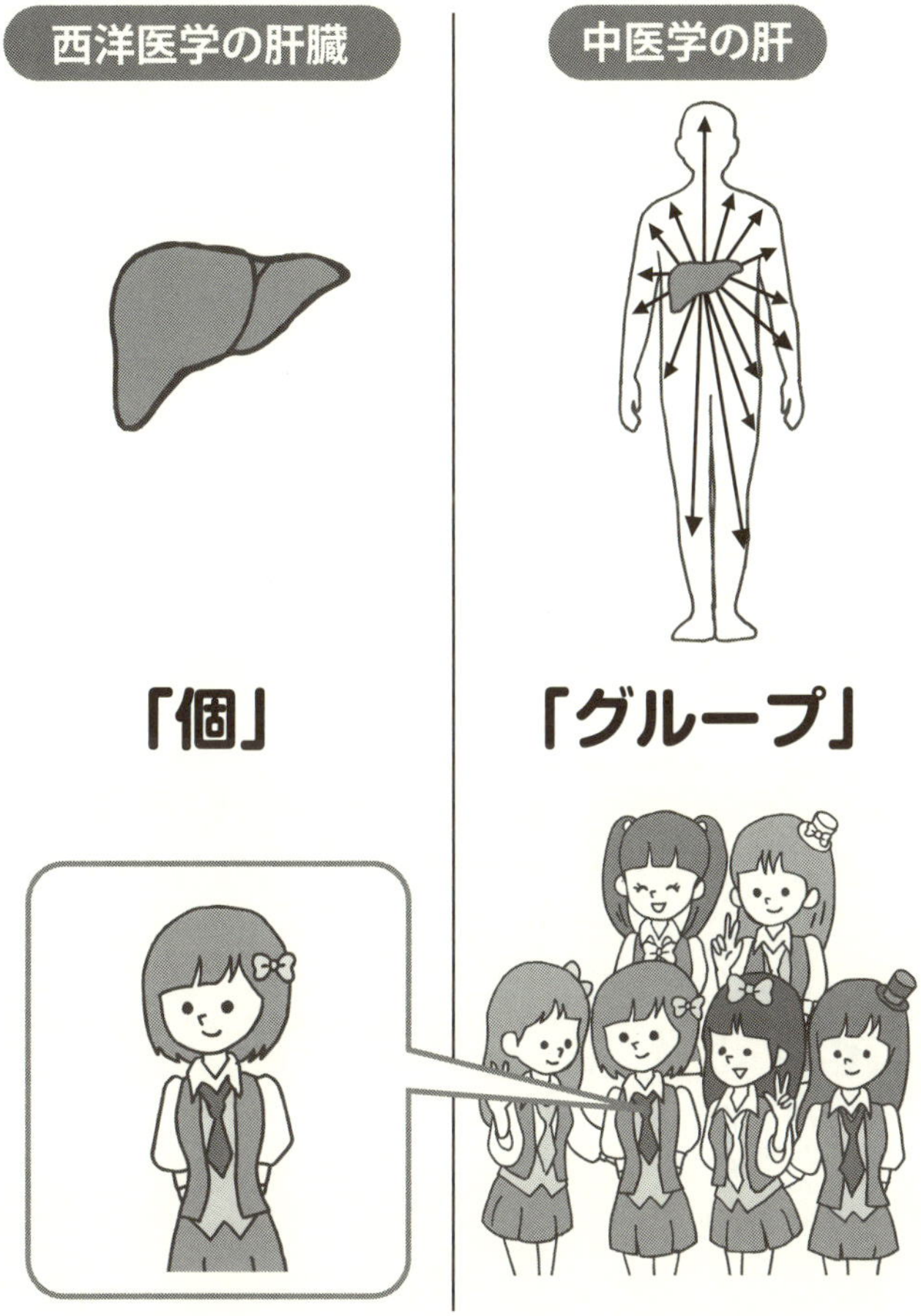

西洋医学の肝臓は、１つの内臓器官のこと。一方、中医学の「肝」は、肝臓（リーダー）を中心に周りとの関係性なども含んだグループのようなもの。

ここではわかりやすい例として、一世を風靡したアイドルグループのAKB48に例えてみたいと思います。テレビの視聴者からすれば、AKB48というグループの状態が目に見えます。そして、そのパフォーマンスを見て楽しみます。

一方、ファンの中には、グループのリーダーである○○さんをとくに応援している人もいます。その場合、AKB48はチーム○○として考えられるでしょう。

同じように人間の体でも、チーム「肝」というグループと、肝臓という個人を、同時に見ていくことが大切です。なぜなら、○○さん個人だけを見ているとわからないことが、グループ全体を見ていくことでわかるからです。例えば、ソロ活動では発揮できない個人の魅力がグループによって開花することもあるでしょう。個人では成しえない快挙もグループによって達成することもできるのです。

またAKB48以外にも、NMB48、SKE48など他のグループがあるように、体にも様々なグループが存在してバランスを保っています。しかも、それぞれのグループに属するメンバーは、かけもちをしていることが多々あります。「肝」と「腎」両方のはたらきに属していたり、どちらの影響も受けている内臓が存在します。

ＡＫＢ48のリーダー〇〇さん個人だけを見ていくと、ときとして執着しすぎて、彼女の一挙手一投足に翻弄されてしまうかもしれません。しかし、**一視聴者として楽しむことで視野が広がると、また違ったグループの良さを発見できるのです。それが中医学的な見方と通じる**のではないでしょうか。

例えば、胃の不調を感じたら、胃のことばかり気になってしまいます。そこで、その不調があらわれる少し前にあった出来事とのつながりをホリスティック（全体的）に考えたり、そうなるしくみを知っていれば、不調を受け入れられるでしょう。そのうえで病院に行くのか、薬を飲むのかといった対処法を考えます。そのほうが改善しやすいものです。

もう1つ、学校のクラスで例えてみましょう。

クラスには5つのグループが存在し、それぞれにリーダー格の生徒である、肝くん、心くん、脾ちゃん、肺ちゃん、腎くんがいました。肝くんのグループにおいて、最近休みがちの生徒がいます。肝くんに聞いてもポーカーフェイスで「知らない」と言います。このような場合、肝くんのグループ内でトラブルが起こっていて、リーダーの肝くんにも何か変化が起こっています。

このとき、肝くんだけに焦点をあてるのが西洋医学的な観方《みかた》です。しかし、血液検査や問診などでは沈黙したままスルーしてしまうこともしばしば。

そんなとき、他の生徒の態度や声に耳を傾け、バランスを見ていくことが大切です。グループ内や、他のグループとのアンバランスをキャッチすれば、クラス内の問題にも早めに気づけるのです。

同様に肝臓の状態も、隣接する横隔膜とそのはたらきである呼吸や自律神経の状態、感情や言動、食欲や排泄といったことから推察できるのです。

また、腰痛や肩凝りといった症状でも、**原因をつきとめていくには、その部分だけではなく全体を見ていく必要があります。**なぜ腰痛があらわれたのか？　いつからで、そのときどのようなことが自分と身の回りで起こっていたのか？　どんな生活をしていて、どのような心の状態だったのか？　……など、様々な関係性に目を向けることが大切です。

このようなことから、中医学では人間の体の主要なはたらきをあえて曖昧《あいまい》にして五臓に分類したのではないでしょうか。

◎横隔膜によって、五臓六腑はつながる！

肝臓とつながっている横隔膜の話をしましょう。

横隔膜といえば、焼肉では「ハラミ」の部分になります。中医学では、横隔膜を境にして上の部分を上焦といい、そこには「肺」と「心」があります。横隔膜から臍《へそ》までを中焦といい、臍《へそ》から下を下焦と分類しています。

「肝」は位置的には中焦部分ですが、はたらきとしては下焦に分類されます。中焦には「脾」や「胃」、下焦には「肝」の他に「腎」などがあります。

この横隔膜は、五臓六腑のほとんどと密接な関係があるので、とても重要です。

解剖学的に見てみましょう。横隔膜の上にある肺と心臓は、どちらもただ乗っかっているだけではなく、横隔膜にしっかりと接続してつながっています。

肝臓も同様に横隔膜のドーム状の部分に膜でつながり存在しています。

体内で最大の臓器である肝臓をこの位置にキープできるのは、胸腔《きょうくう》の陰圧で上に引っ張られる力と、肝臓を巡り循環する血液などのおかげ。このようにして肝臓は呼吸の中心的役割をもつ横隔膜と密接につながり、呼吸とともに上下に動くようになっているのです。

五臓の「脾」は膵臓《すいぞう》と考えますが、「胃」は解剖学的な胃と同じように考えます。その胃も、やはり横隔膜の下でつながり、同時に肝臓とも膜でつながっています。

「腎」に相当する副腎と腎臓をみてみましょう。腎臓の上にあるナポレオンの帽子のようなものが副腎です。副腎と腎臓は横隔膜の後方真下に位置し、右の副腎と腎臓は肝臓と膜でつながっています。また、副腎と腎臓の位置は、肋骨で全て守られてはいないものの、横隔膜から連続している大腰筋と腰方形筋と

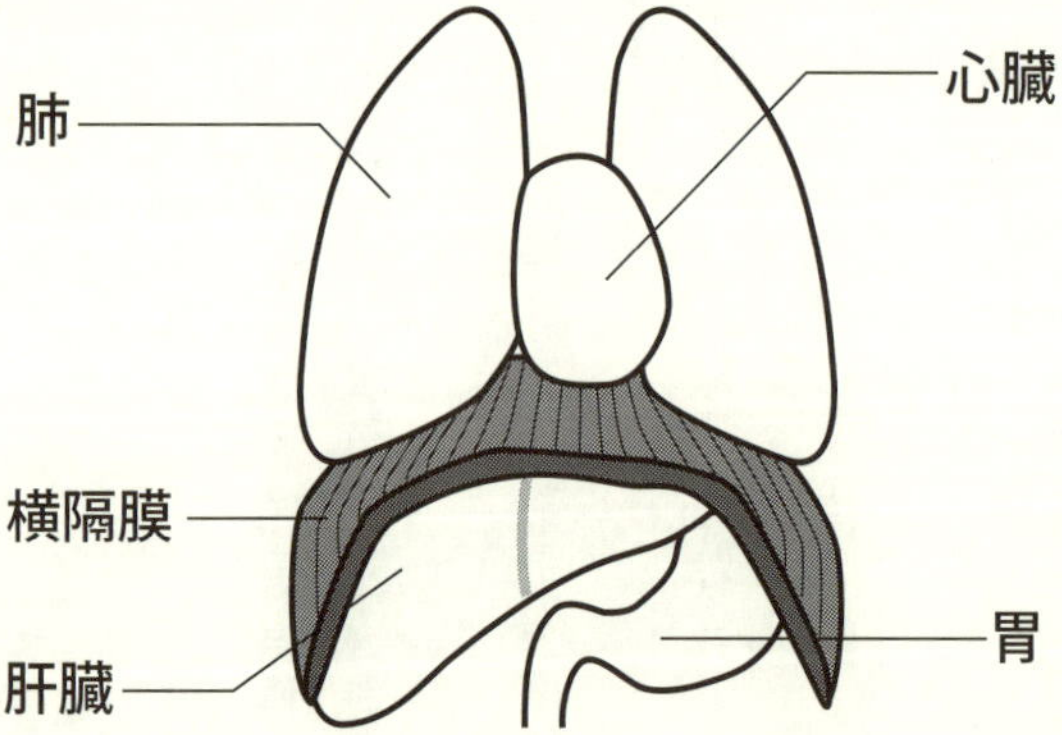

横隔膜は、さまざまな重要な臓器とつながっていて、呼吸で動くと内臓がマッサージされる。肝臓には覆いかぶさるようになっている。

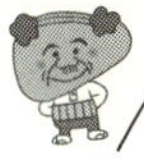

いう大きな筋肉で守られています。この辺りは、背骨の構造からも重要な場所です。
また、大腰筋は中医学の「腎」と関わりが深く、呼吸や体の支持といった面からも横隔膜とは切っても切れない関係です。

さらに、横隔膜は大腸の一部ともつながっており、主要な臓器と常に密接に関わっていることがわかります。

そして、横隔膜より上を胸腔《きょうくう》、下を腹腔として内臓の空間を分断し、**呼吸によってそのどちらにも圧と容積の変化を生み出し、内臓へのマッサージや、血流の循環を生み出しています。とくに腹式呼吸では、横隔膜を動かすことによって自らの意志で自律神経を調整できる**といわれています。

このようなことから、健康を考えるうえで横隔膜への理解は欠かせません。この横隔膜と広い面積で密着しているのが肝臓なのです。そのため、横隔膜の状態（＝呼吸の状態）によって、肝臓を中心に内臓が自由に動くスペースが生まれます。

もし、横隔膜の自然な動きが阻害された場合は、肝臓に対する効率のいいマッサージも行われません。さらには、自律神経や呼吸の乱れを引き起こし、肝臓の疲労から様々な不調へと連鎖していくのです。

そうならないためにも、普段から過度のメンタルストレスや大量の飲酒、過食を避け、いつも横隔膜がスムーズに動かせる状態でいたいものです。

◎気がスムーズに流れるのは、「肝」が元気だから

中医学において、気の概念は最も重要です。しかし、「気」とは何でしょうか。**気は、「元気」「勇気」「気もち」といった言葉に使われるように、あたり前のものとして私たちの日常に溶けこんでいます。**

気の流れが滞ることを「気滞《きたい》」といいますが、気滞《きたい》が生じる原因は様々です。体を動かさないでいたり、心の状態によっても気は滞ります。とくにメンタルストレスといった感情の変化から生じる気滞《きたい》は要注意です。

このようなことを中医学では、肝気《かんき》鬱結《うっけつ》とか肝鬱《かんうつ》気滞《きたい》といいます。肝気とは肝臓のはたらきを含めた、心や精神状態のこと。気は、心や体の緊張、執着などの影響を強く受けるものです。

また、中医学における身体を巡る気は、成長や代謝を促し、外から病気の原因が入ってくるのを防御し、血流を促して体を温め、汗や尿、便などの排泄にも関わっているものです。

本来、気は自然界に溢れているものですが、私たちの身体にある気は**生まれながらに備わっている先天の気**と、**呼吸や飲食によって補充される後天の気**が合わさったものです。

たとえ虚弱に生まれたとしても、養生して後天の気を高めれば、元気で長生きできます。一方、両親からたくさんの気を授かっても、無理をして浪費していれば、早死にしてしまうでしょう。そういったことから、中医学では後天の気ととくに関わる「脾胃（「脾」と「胃」はセットで考えることが多い）」を重要視します。

また、気の量やはたらきが不足している状態を「気虚」といいます。元気がないとか疲れやすい状態です。自覚することもあれば、周りの人が感じることもあるでしょう。つまり、気は目で見るというよりも、感じて認識するものといえるのです。

中医学では「肝」の状態も、ただ疲労しているというよりは、「肝」の気が「虚」なのか、「実」なのかという考え方をします。本書では肝臓の疲労として説明していますが、そのはたらきがもともと弱い人もいれば、とても強いために浪費していることもあります（211ページの30代男性の話）。つまり、疲れ果てている「虚」の状態か、容量オーバーにもかかわらず無理をしている「実」の状態なのか、という考え方です。

「気虚」の状態が長引けば、気や血の巡りが悪くなり、「気滞《きたい》」を生じます。そして、凝りや痛み、月経にまつわるトラブルなど多

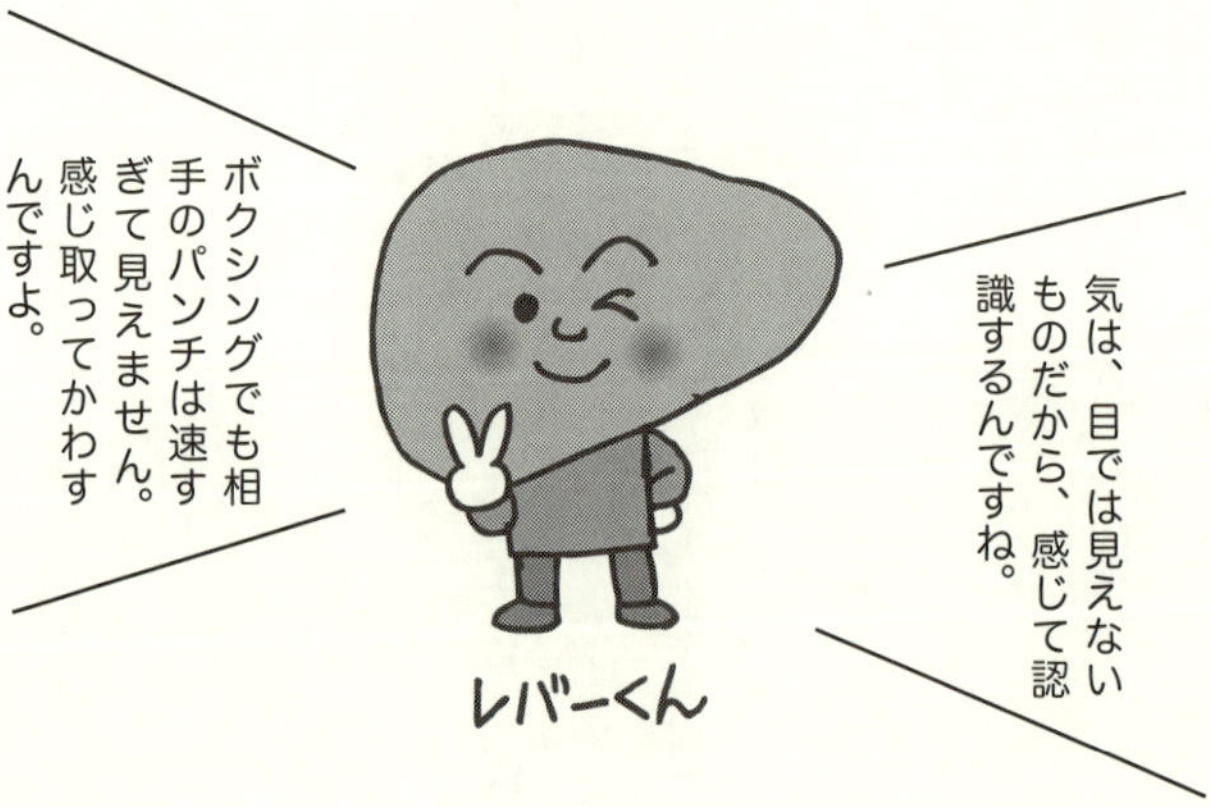
気は、目では見えないものだから、感じて認識するんですね。
ボクシングでも相手のパンチは速すぎて見えません。感じ取ってかわすんですよ。
レバーくん

くの不調が起こります。また、「気滞《きたい》」は血液や体液の流れを阻害し、「瘀血《おけつ》」などの二次的な病気の原因を作ることにもなります。

とくにサラリーマンや経営者など、社会的地位、業務成績、営業利益などを常に気にすることでストレスを感じやすい現代社会は、このような「気滞《きたい》」の状態になりやすい環境といえるでしょう。

一方、気をスムーズに流すことを「疏泄《そせつ》」といいます。それをつかさどっているのが「肝」であることは本書でも触れてきました。それでは、肝臓は気の流れにどう関わっているのでしょうか？　まず、気の流れを捉えるには、主に呼吸と心（感情）の状態を観察することが大切です。そのうえで、私の見解を2つ紹介しましょう。

1つは、肝臓のはたらきがネガティブな感情や自律神経と密接であること。

中医学における「肝」は、怒りの感情と対応しています。すなわち、怒りなどのネガティブな感情によって交感神経が優位な状態になると、肝臓のはたらきも低下します。メンタルストレスによる活性酸素も肝臓にとっては大きなダメージです。

原因がメンタルストレスではなくても、食事や過労などで肝臓が疲労すれば、有害物質を解毒できないだけでなく、生命活動に必要なエネルギー源の産生（代謝）も低下し、疲労感もあらわれます。まさに中医学における「気虚《ききょ》」の状態ですが、長引けば「気滞《きたい》」や「血瘀《けつお》」を生じることになります。

さらに人によっては、肝臓に関連する皮膚や筋肉に痛みや緊張があらわれ、呼吸が浅くなることも。このような負の連鎖は、自律神経を通じて心の状態にもあらわれるのです。ネガティブな感情や思考でいっぱいになると、気もちの良い伸びやかな状態ではいられません。緊張したり、嫌なことがあるとなりやすい状態です。

そして、このような習慣が無意識にパターン化して肝臓のはたらきが悪いままだと、呼吸や心の状態にあらわれるように、気の流れもスムーズにいかなくなる、というわけです。

2つめは、肝臓とその周辺環境の構造による影響です。

肝臓に問題が生じたり、長期的な浅い呼吸が続くと、横隔膜の動きがスムーズにいかなくなってしまうことがあります。横隔膜は本来、肺や肝臓を伴いながら1日に約2万4千回、上下運動を繰り返しています。

もし、肝臓がうっ血して重くなったり、肝臓の位置を保つ膜が伸びて下垂するようなことがあると、胸腔《きょうくう》の陰圧を利用できず、横隔膜の仕事もうまくいかなくなってしまいます。すなわち、このような問題がスムーズな呼吸をそこなうのです。さらに、背骨や胸郭といった構造がガチガチになってしまうと、結果として生じたこのような変化が、今度はそれが原因となって無意識に浅い呼吸やネガティブな感情を引き起こします。当然それは肝臓にとっていいことはありません。つまり、肝臓とその周辺の構造的な問題が、気の流れに影響を与えうる、ということです。

以上のことから、日常の習慣や慢性症状が環境を作り、反対に環境が習慣や慢性症状を作るということがおわかりいただけたでしょうか。難しい話ではありますが、このような一連のつながりは、無意識のうちに自律神経でコントロールされています。つまり、**肝臓や横隔膜を意識的に楽な環境に整え、呼吸を調えることで、自律神経のバランスも整えられます。**呼吸がスムーズなときは心も穏やかで、何かに執着することはありません。そこに「気の流れ」というものがあらわれているのです。そして、人間の生理機能を無意識にコントロールする自律神経によって、自然と陰陽の調和を保っているのです。

◎五臓六腑は、まるごとセットで考える！

肝臓は、横隔膜を介して心臓と肺に隣接しています。厚手のタオルを両手の平で上下に挟んでみてください。タオルが横隔膜のイメージです。タオルはそのままの位置で、片方の手の平を下から上に突き上げてみてください。当然のことながら、タオルを介して下の手からの圧力を感じるでしょう。

つまり、横隔膜にも周囲の内臓の圧力や緊張が伝わるということです。そして、横隔膜は動くものです。自由に気もちよく動くことを妨げられることが何よりよくありません。

さらに横隔膜には2つの太い血管と食道がつらぬき、周囲の内臓と膜というものでつながり合っています。もし肺を覆う胸膜に炎症が起こって瘢痕が生じれば、横隔膜にも影響を及ぼすでしょう。食べすぎて胃が膨れ上がれば、しばらく呼吸が浅くなるかもしれません。横隔膜は胃とも肝臓とも膜を介してつながり合っています。ですから、これらの関係性は構造的にも密接なのです。

このような解剖学的視点をふまえて、五行の図（131ページ）を見てみましょう。何か症状を訴える方を診るとき、中医学では五臓六腑のいずれか単独の異常と考えることはあまりありません。主に2つ（ないし3つ）を中心として全体の関係性を考えていきます。そのためにも、五行における母子の関係である相生関係と、相手を抑制する相克関係というものの理解が大切になります。本書ではあくまで「肝」が中心ですが、症状に対して人をまるごと見るときは、「肝」とどの臓腑のバランスが失調しているのかを見ていくのです。

ここでまず注目したいのは、まず相克関係です。

「肝」を中心とした「肺」と「脾胃」の関係を見てください。「肺」は「肝」を抑制し、「脾胃」は「肝」に抑制される関係性にあります。「肝」を中心とした三角関係です。肺は肝臓の真上に位置し、膵臓《すいぞう》も胃も肝臓のすぐそばに位置しています。いずれも生理活動において協調し、関わり合っています。

例えば、**メンタルストレスを強く受けた場合、まずあらわれるのは肝臓の症状ではなく、胃が痛くなったり、食欲がなくなったりという、いわゆるよくあらわれがちな消化器系の不調でしょう。**人によっては呼吸器系に症状が強くあらわれることもあります。急なストレスで過呼吸になったり、長引けば空咳が出たり、場合によっては肌に症状があらわれることもあります。

仕方のない場合は除いて、毎回胃薬や咳止めで対処するのはあまりおすすめできません。不調があたり前になって、「体の声」が聴こえなくなっている方も多いでしょう。そのうちに、治るものも治りにくくなってしまうのです。

繰り返すようですが、**呼吸器系や消化器系の症状の多くは、往々にして「肝」が関わっています。**その最たる原因であるメンタルストレスと「肝」は切っても切れないもの。いずれの不調も、年々訴える方が増えているように思います。身の回りで咳をしている人や、いつも胃の痛みや食欲不振で悩んでいる人が思い浮かびませんか？　本人は気にしていなくても周りが心配していることもよくあることです。

それもやはり、時代の変化や環境の影響が考えられるでしょう。

ところで、中医学において、呼吸器系を意味する「肺」と消化器系を意味する「脾胃」は、後天の気を補充するうえで実に大切なところです。

このような大切なところに不調があらわれているのは、まさに生きていくことに苦しんでいる現代人の悲鳴としか思えません。もし心あたりのある方は、1日も早く気もちの良い楽な呼吸と、食事を楽しめる状態を取り戻していきましょう。

◎親子のキズナは運命共同体

日本語に「肝心要」という言葉があります。昔は「肝腎要」と書いたそうですが、「肝」の字は同じです。間にある「心」や「腎」を取り除いて、「肝要」ともいうくらい、「肝」という言葉に重きを置いていることがわかります。

ここで相生関係を見ていきましょう。五行の図で見ると、「肝」の母は「腎」であり、子は「心」になり、どちらも重要な関係です。また「腎」と「心」の関係もやはり大切です。親子関係で想像してみてください。自分の母と娘の仲が悪ければ、自分（「肝」）は板挟みになってしまうのですから。

まず解剖学の観点から、肝臓と心臓の位置関係を見てみましょう。血液を貯蔵している肝臓から下大静脈《かだいじょうみゃく》を経て、心臓に血液が運ばれます。もし、心臓に問題が起こると、肝臓に血液がうっ血した状態で溜まり、肝臓が腫大してしまいます。

中医学において、「心」は精神との関わりが最も深い五臓です。**「肝」の異常が「心」に連鎖すると、精神的な問題や血圧の上昇、脳や心臓自体の問題に影響する**と考えます。このようなことが起きる前、つまり未病の段階での対処が中医学の真骨頂です。君主である「心」に問題が生じる前に、将軍である「肝」のバランスを整える必要があるのです。

また、「肝」と「腎」の関係は特別重要で、もともと肝腎同源とされているところです。**「肝」は血、「腎」は精をストックしています。血と精は精血同源として、私たちが生きていくうえで欠かせない物質です。**つまり「肝」と「腎」は生命エネルギーの根本といえます。だから「肝」と「腎」が元気な人は、いつまでも若々しく、いきいきしてみえます。

そもそも、中医学における「腎」は、腎臓とその上にあるナポレオンの帽子のような形をした副腎のはたらきを中心に考えます。腎臓の機能から見ると、肝臓が解毒したものを腎臓でろ過し、老廃物を排泄します。それ以外に、血圧のコントロールや血液や骨の生成にも関わっています。副腎は、ホルモンを合成、分泌する臓器です。「腎」の精とは、副腎と腎臓に備わるホルモンと考えるとわかりやすいでしょう。

「腎」は成長や発育、生殖に関わり、生命力の根本と考えられます。骨や脳、髪の毛や歯にその状態があらわれることからも、加齢との関係が深いところです。しかし、年齢と実際にあらわれる老いは誰もが同じではありません。**年齢より老けて見える人は、「腎」の浪費が疑われます。**男性によくあるのが性生活の過多です。「腎」は「肝」同様、はたらきすぎや遊びすぎで肉体や精神を酷使する

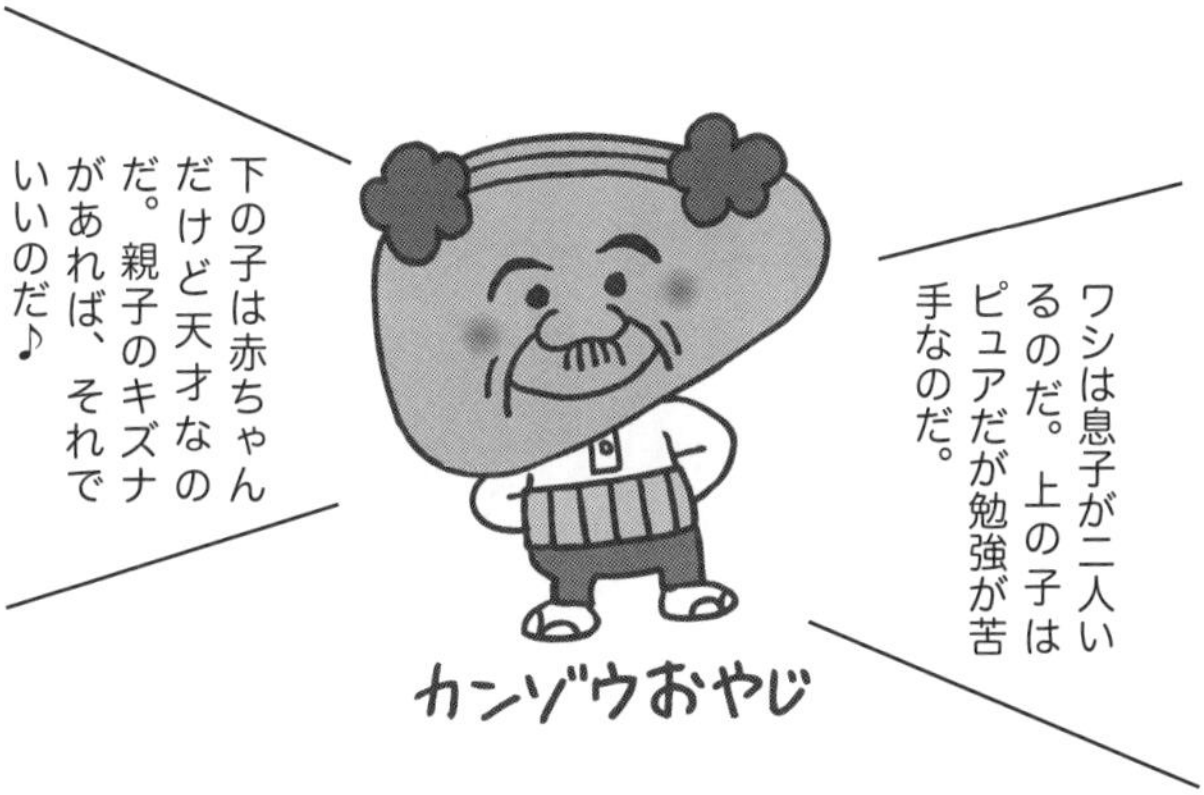
ワシは息子が二人いるのだ。上の子はピュアだが勉強が苦手なのだ。
下の子は赤ちゃんだけど天才なのだ。親子のキズナがあれば、それでいいのだ♪
カンゾウおやじ

うなものです。

と、消耗につながります。それはまるで、定期預金をあっという間に使い切ってしまうよ

七情《しちじょう》の中で、恐怖や驚き、不安といった感情は「腎」と関わります。「腎」が疲労するとそのような感情になりやすく、恐怖や不安にさらされてばかりいると「腎」を傷めます。

さらに、強い恐怖や驚きが、「肝」と関わる怒りやイライラといった感情を生むことがあります。つまり、**「肝」の疲労には「腎」の疲労も伴っていることが多い**のです。母に何かあったら子も元気ではいられませんよね。反対に、子である「肝」に問題があっても、やはり母である「腎」も元気ではいられないのです。「肝」と「腎」がともに疲労して長期化すると、イライラしやすく、手足のほてりや腰痛などがあらわれるのが特徴です。

どうでしょう？　思いあたる症状はありましたか？

肝臓の疲労から生じるネガティブな感情や体内の毒素は、副腎からストレスホルモンを過剰に分泌させ、さらに疲労を引き起こします。「肝」と「腎」を労わるには、感情をコントロールし、はたらきすぎを避けることと、適度な運動をすることが大切になるのです。「肝」だけでなく「腎」も同時に労わることを忘れないでください。

第4章 今日からできる肝臓ケア、エクササイズ

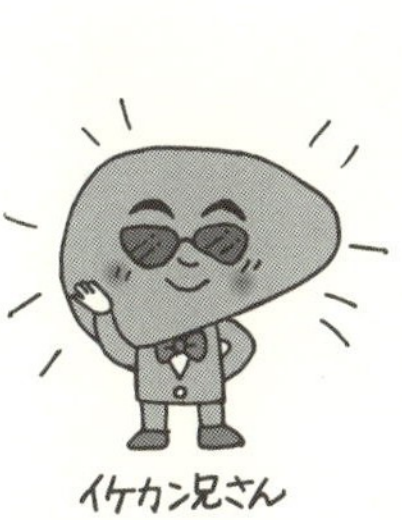

◎毎日、どういう環境でどのような行動をしてる？

本章では、具体的に肝臓とその周辺環境を労わる方法を紹介します。

肝臓を労わることは、すなわち自分を労わることです。 これらの方法を試す前に、まずは自分を正しく知ることが何よりも大切です。肝臓の疲労が気になった方は、ご自分の習慣、性格や趣味、嗜好物など、あらゆる角度からまるごとひっくるめた自分を見つめ直しましょう。それが、肝臓を労わる近道です。

習慣には、飲食、姿勢、考え方、体の癖、就寝時の体位、運動の有無、趣味、性癖などがあります。 自分にとってあたり前のことが、実は肝臓と周辺環境に負担をかけていることも少なくありません。

習慣は自分の意志で変えられますが、三日坊主で終わってしまうことはよくあります。そこで、例えば姿勢なら、なぜ姿勢を正したほうがいいのかを理解することが大切です。さらに、それが自分の価値観と一致することです。小学生の男の子に「背筋伸ばして！」

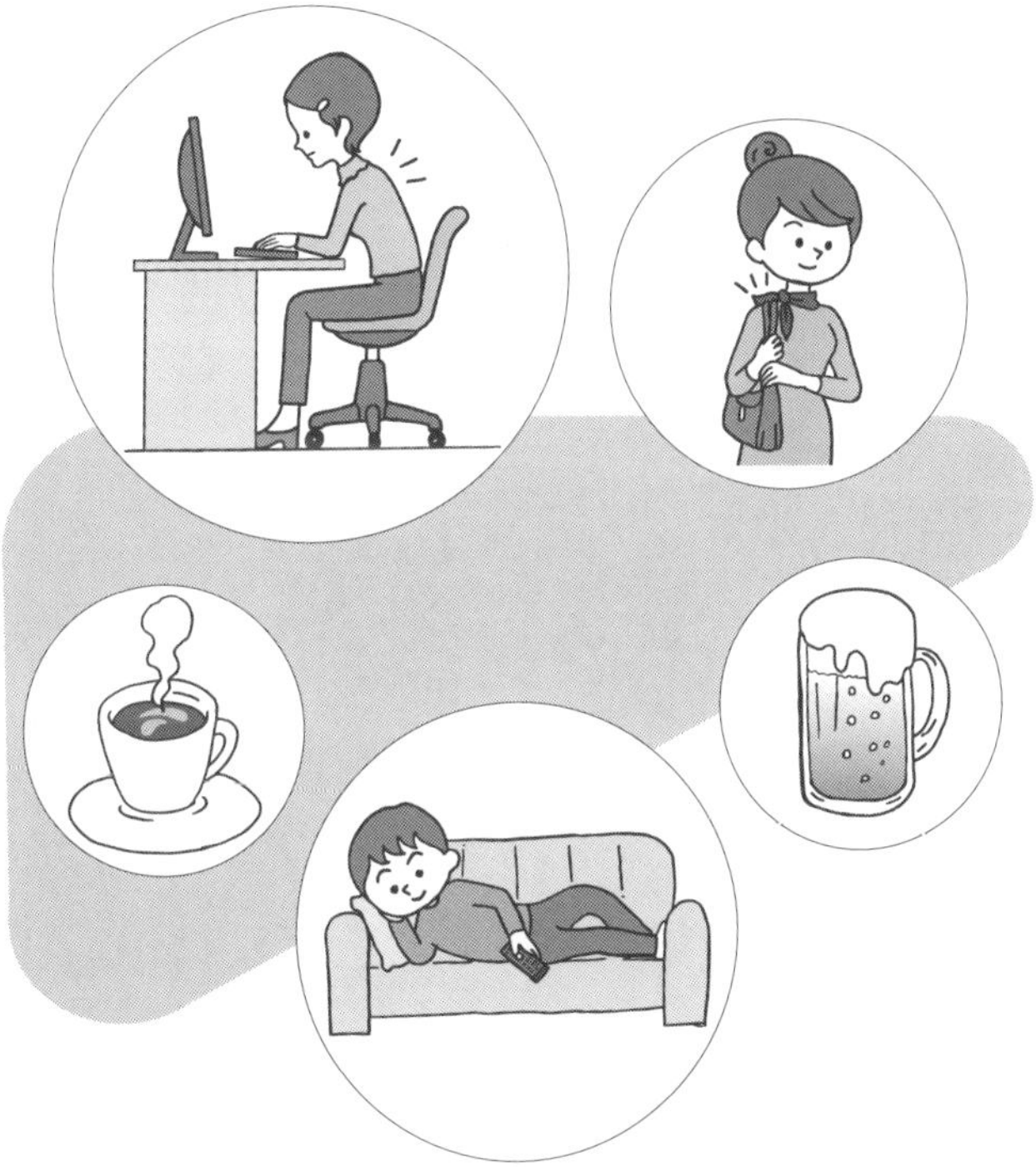

「猫背でパソコンを使う」「いつも同じ側にバッグを掛ける」「いつも同じ向きに横になる」「お酒やコーヒーを飲みすぎる」…etc.
いつもなにげなく行っていることで、肝臓が泣いているかも!?

と一方的に叱ってもなかなか直りません。そんなとき、「姿勢が良いと勉強ができるようになるよ」「背筋が伸びていた方が運動もできるようになるよ」「姿勢が良いと女の子にモテるよ」などとアドバイスするといいかもしれません。

また、良いと思っている行動や、コーヒーやビールなどの嗜好物が、意外と体にマイナスにはたらいていることもあるものです。自分の身体や心の状態が良いのはどんなときか、逆に悪いのはどんなときか、比較してみましょう。

もし、大好きな嗜好物がマイナスに作用していても、急にやめるのは難しいことです。よほどの毒物でない限り、まずは少しずつ変えるのがいいでしょう。そして、自分の身体の声を聴きながら軌道修正していけばいいのです。もっとも、中毒性のあるタバコやアルコールの場合は、きちんと専門の医師に相談する必要があります。

環境は、住環境、職場環境、対人関係、気候、大気汚染、などを意味します。さらに、本書で繰り返しお伝えしている肝臓とその周りにある横隔膜や肋骨、筋肉や周りの内臓や血流などの周辺環境もここに含まれると考えてください。

環境も習慣と同様に、まずは知ることから始めます。それは、今だけではなく過去の経験を思い出す作業が必要です。そして客観的に自分とその周辺環境をまるごと見ていきます。寒さに弱い自分や、対人関係における苦い思い出などを、未来に活かすことが大切です。環境は自分の意志で選べますが、ときとして望まない環境が与えられることもあるでしょう。また、姿勢や呼吸を生み出す構造環境（動きづらくなってしまった横隔膜や胸郭）が、無意識のうちに形成されていることもあります。まずは、自分がどのような状態なのか、どんな環境にいるのかを探っていきましょう。

それから、肝臓をケアするためのエクササイズやマッサージといった具体的な方法を行ってください。決して無理をせず、ご自分のペースで試しながらで大丈夫です。

◎お酒は「友達」？

肝臓といえば、やはりお酒に関わるイメージが強いでしょう。お酒をよく飲む方なら、ことあるごとに肝臓の存在感に気づくのではないでしょうか。

かくいう私も若い頃、決してお酒が強い体質ではないにもかかわらず、浴びるように飲み続けていたことがあります。お恥ずかしい話ですが、病院のお世話になったこともあるほどです。そのときは今のような知識もなく、体のだるさや食欲不振を感じていたのを覚えています。今ではそのような習慣を断ち、自分にとってちょうどいいお酒との付き合い方ができるようになり、美味しく楽しんでいます。

アルコールは、アルコール脱水素酵素（ＡＤＨ）によりアセトアルデヒドに分解され、さらにアセトアルデヒドはアセトアルドヒド脱水素酵素（ＡＬＤＨ）によって酢酸に分解されます。このような過程を経て、最終的には水と二酸化炭素に分解されるわけですが、とくに毒性が強いのがアセトアルデヒドです。

日本人は遺伝的にアセトアルドヒドを分解する脱水素酵素（ＡＬＤＨ）のはたらきの弱い人が45％、全くはたらかない人が５％いるそうです。以前の私のようにお酒を毎日飲むことでそこそこ飲めるようになるのは前者で、後者は訓練しようが飲めるようにはならないのです。

しかし、飲める体質だからといって高をくくっていれば、肝臓を傷めます。毎度アルコールの分解に忙しく、他の役割が手に負えなくなってしまうことは死活問題です。**飲める体**

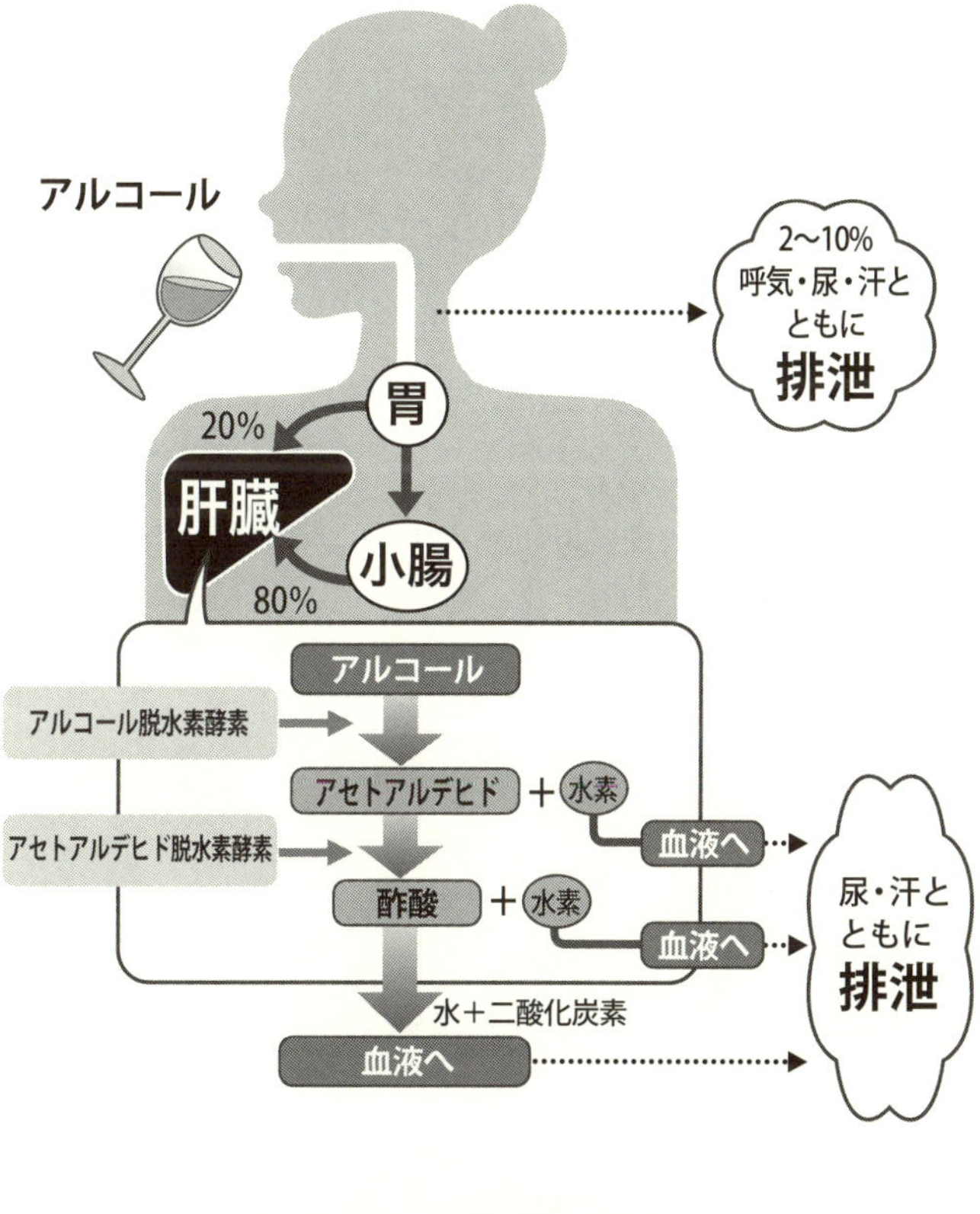

お酒（アルコール）は肝臓で分解されるが、生まれつき、毒性の強いアセトアルデヒドを分解しにくい人も多い。
飲める人でも、肝臓がアルコール分解以外に手がまわらなくなると大変！

質の人ほど、休肝日の設定や、自分にとっての適量を知る必要があるでしょう。

昨今は、女性の飲酒も男性に負けず劣らずのご時世のようです。女性の飲酒は男性以上に注意が必要でしょう。

女性ホルモンはアルコールの分解・代謝を妨げるといわれ、女性は男性に比べて筋肉量も少なく、肝臓自体の大きさも小さいことから、男性と同じようにお酒を飲むと大きな負担になりかねません。

また、女性ホルモンであるエストロゲンの分解（代謝）を肝臓がスムーズにできなくなることは、様々な問題を生じさせます。女性ホルモンは男性にも存在していますので、エ

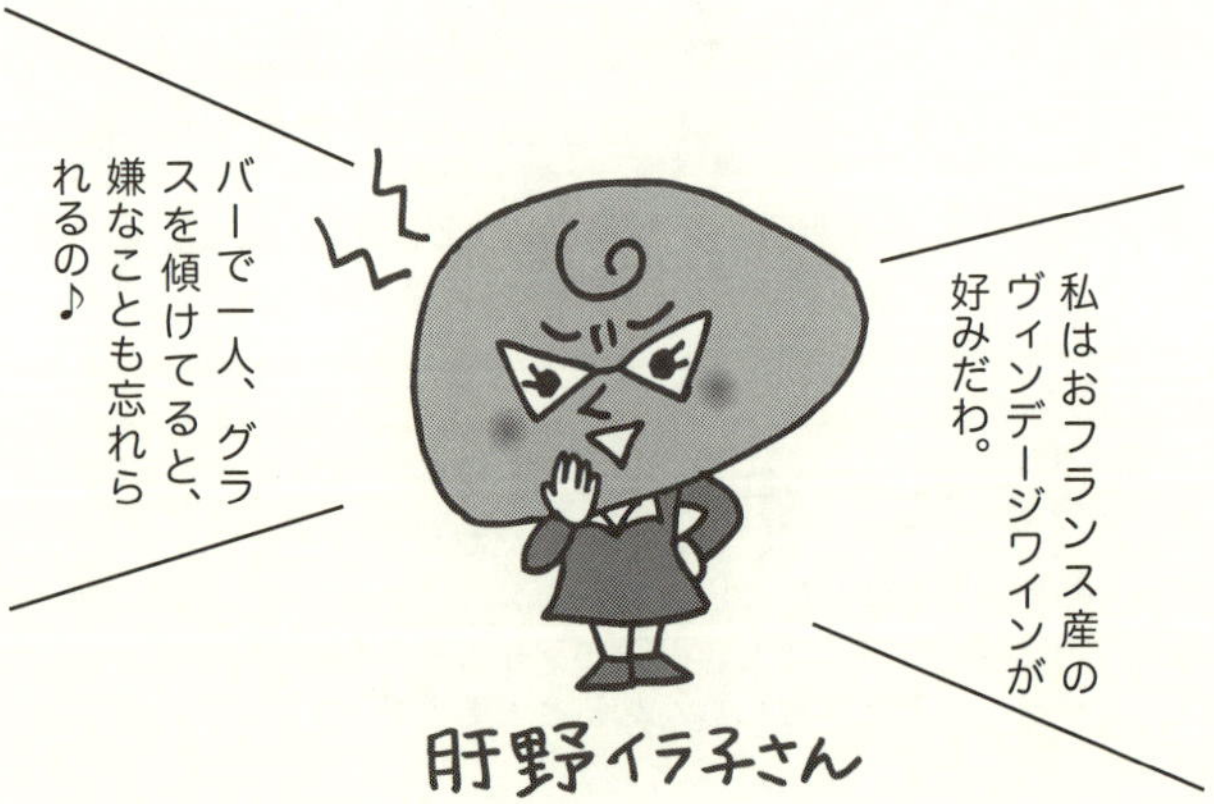
私はおフランス産のヴィンデージワインが好みだわ。
バーで一人、グラスを傾けてると、嫌なことも忘れられるの♪
肝野イラ子さん

ストロゲンが血中に流れ出すと、男性でも女性のような乳房になることがあります。以前テレビ番組で、やせ型のある男性お笑い芸人がそれをツッコまれていましたが、肝臓に問題があるのではないかと心配でした。

ともあれ、お酒自体は悪いものではありません。「酒は百薬の長」と言われるように、適度な飲酒は血流を促し、気もちを高揚し、ストレスを発散させてくれる素晴らしいものです。お酒と「友達」になって、節度を守って仲良く付き合っていきましょう。

◎最高の医術は、食事コントロール！

「医食同源」という言葉があるように、食事は本当に大切です。古代中国、周の時代、**最高位の医師は「食医」、すなわち王様の食事管理をする医師**でした。私たちの肉体は日々の食事によって作られていますから、それもうなずけます。

食医は、体調をみたり、季節に合った食べ物を考えるという意味で、まるで子供や家族を大切に思う母親のような存在といえます。子供がいつも食べたいものを好きなだけ食べていれば、親に注意されるでしょう。しかし大人になると、注意や管理してもらえることはそうそうありません。ですから、自身が自分の肝臓や体のことを考えて、食医になる必要があるのです。

とはいえ、難しい知識は必要ありません。**大切なのは自分の感覚を本来のニュートラルな状態に戻すことです。何が自分に必要なのか、わかることが大切なのです。そのためには、「何を食べるか」だけではなく、「どのように食べるか」を意識すべき**でしょう。

私たちは、生きとし生けるものを食べて生を与えられていますから、いつも食事をするときに感謝の気もちを持つことが大切です。もちろんそれは、食事を作ってくれる人に対しても同じです。「いただきます」「ごちそうさまでした」という日本語には、そのような気もちがおのずとあらわれるようになっているのだと思います。

そして、次に意識したいのは、食事を楽しむことです。どんなに忙しいときでも、私は食事の時間を楽しみます。いい仕事をしてお役に立ちたいからこそ、食事の時間はきちんと確保し、そのとき食べたいもの、体が欲しているものを、楽しみながら感謝していただ

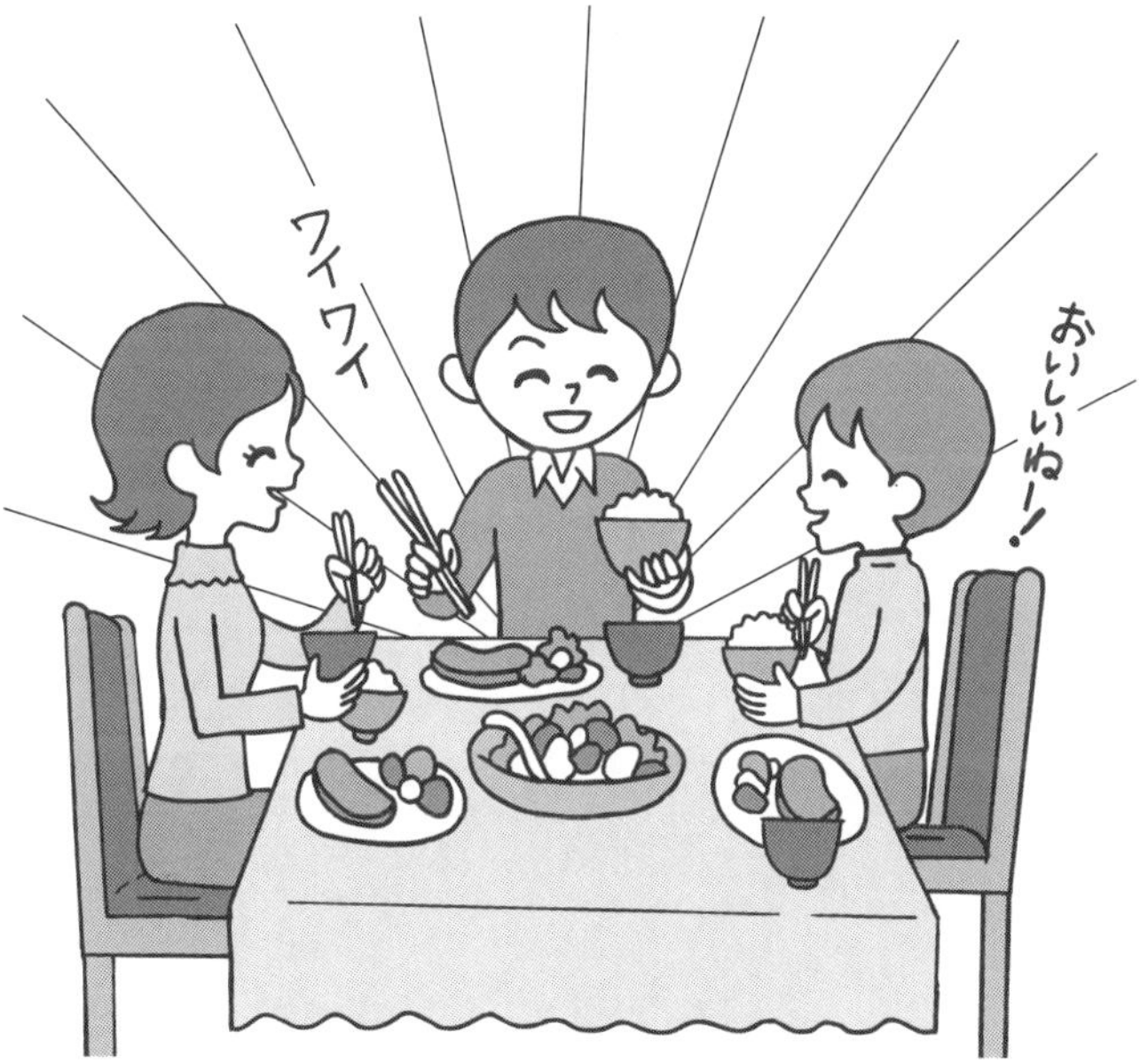

「何を食べるか」は、もちろん大事。でも「どのように食べるか」も同じぐらい大事！感謝の気もちを持って食事の時間を楽しめば、「後天の気」がみなぎるはず。

きたいのです。そうすることでエネルギーが蓄えられ、生きる活力が生み出されます。

後天の気は食事と呼吸から補充されますから、食べることは、呼吸することと同じくらい大事だといえるでしょう。

どのように食べるかということでは、食事の回数や時間（いつ）、順序も大切です。深夜の寝る前に消化吸収に負担のかかる食事をしたり、不規則な食生活をすると、どんなに栄養バランスに気を使っていてもマイナスと考えていいでしょう。

また、糖質過剰摂取の対策としても、食事の順序が大切です。先に食物繊維の豊富な野菜から食べることで糖の消化吸収を遅らせるので、急に血糖値が上がって過剰にインスリンが分泌するのを防げます。インスリンは余った糖を脂肪として体に蓄えてしまうため、過剰な分泌を避けたいところです。

それから、時間をかけてよく噛むことも大切です。咀嚼することで唾液が分泌されますが、唾液には消化吸収を促す消化酵素が含まれています。よく噛むことは消化吸収を助け、肝臓にも良いのです。さらに早食いを防ぎ、血糖値も上げにくくします。

そして、ゆっくりとよく噛みながら食事をすると、食材本来の味を感じ、適量で満足できます。味を感じることは、そのときの自分の体調を感じることにもなります。いつも美味しいものがそう感じないなら、体調がいつもと違うのかもしれません。どんなに美味しいものも、受け手である自分しだいでその感じ方が変わってしまうのです。

食事の量は、現代のように飽食の時代、「腹八分目」がなかなかできません。私の臨床経験上、**急に体調を崩す主たる原因として、気象の影響と強いメンタルストレスに加え、暴飲暴食が多い**ようです。

「食べたくもないのに、ランチの時間がきたから食べる」とか「1日3食食べなければいけないと言われてるから仕方なく食べている」という話をよく聞きます。このように間

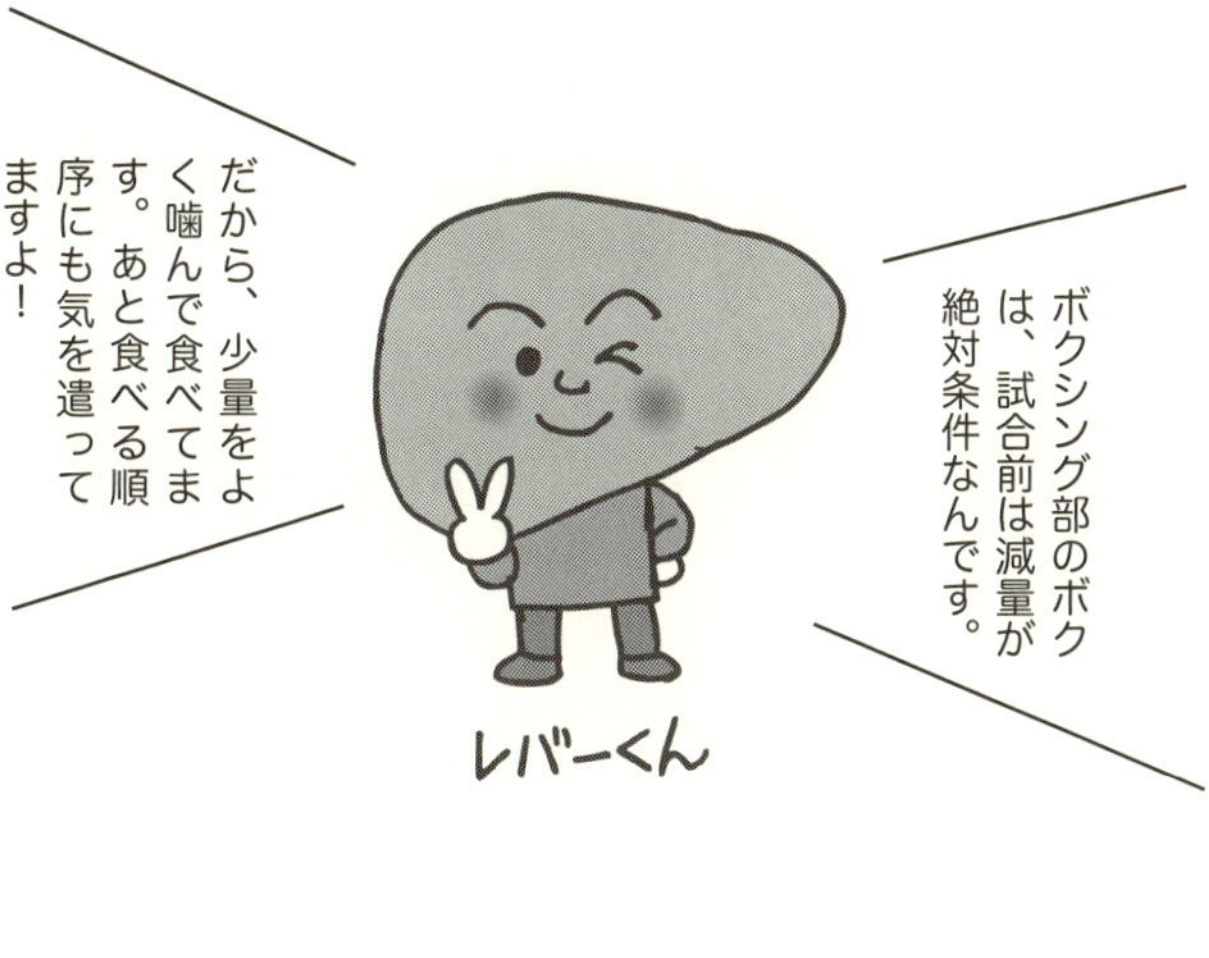
ボクシング部のボクは、試合前は減量が絶対条件なんです。
だから、少量をよく噛んで食べてます。あと食べる順序にも気を遣ってますよ！
レバーくん

違った常識がインプットされて習慣になっている方が多いことが心配でなりません。

食べたくもない状態がそもそも心配ですが、**体が求めていないから食欲がないこともあります。**そこで無理に負担をかければ、消化器系のはたらきが本来の状態に戻りづらくなってしまい、味覚も変化してしまうでしょう。

昨今流行しているファスティング（断食）も、まさに理に適ったものだと思いますので、正しい知識のある方の指導のもとで行ってください。自分でも、食事の量を加減したり、消化しやすいお粥を食べるなどして、調節は可能です。空腹感を感じ、消化器系の状態を立て直してあげるのです。そして、美味しく食事を楽しむことが何よりも大切なのです。

◎食べる人こそが一流!?

以前、あるアスリートが、本当に強くて結果の出せるアスリートはどんな状況でも「食べる人」なのだと言っていました。身体が欲していないのに食べるのは良くないという話

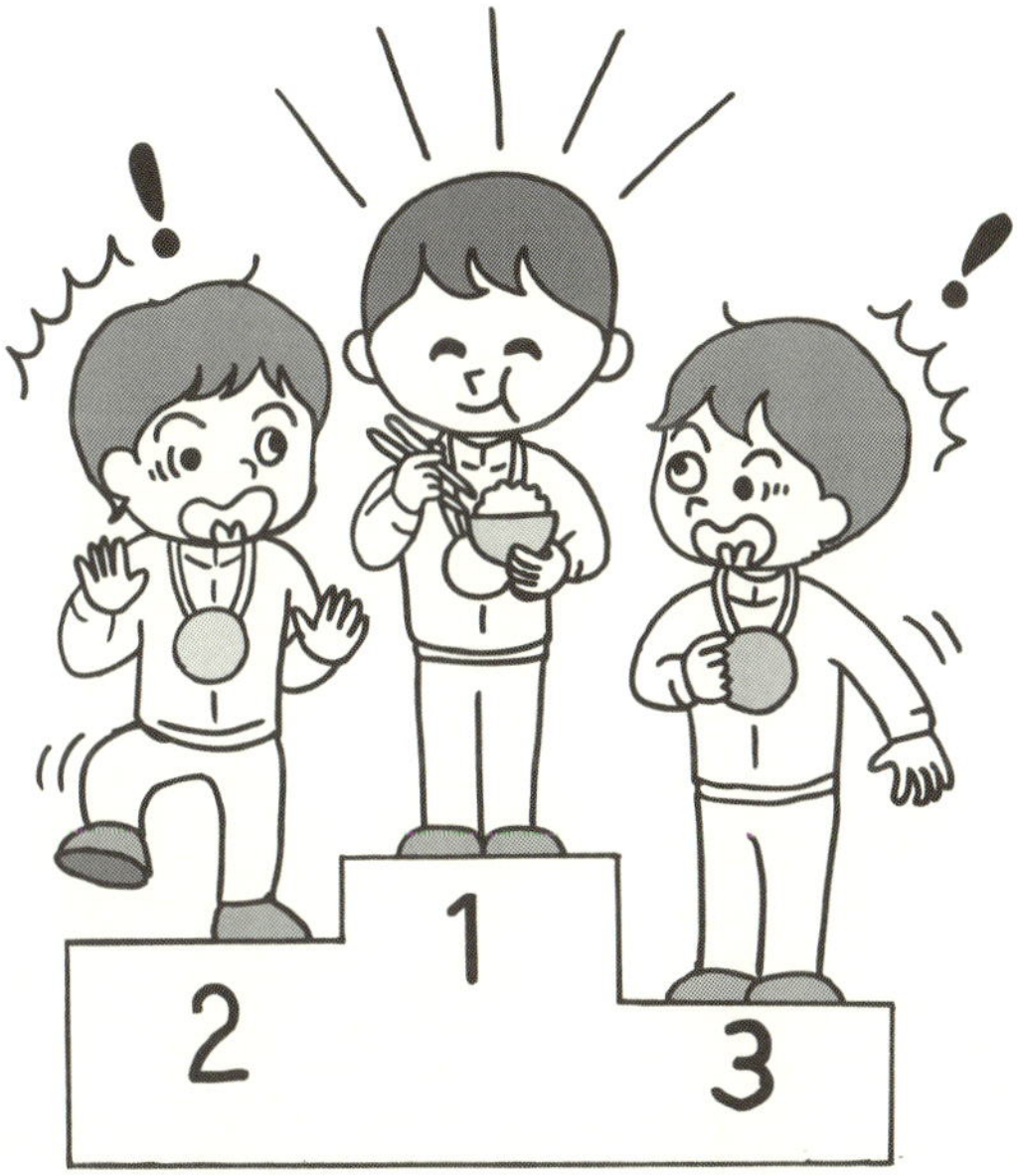

結果の出せる一流のアスリートは、どんな状況でも食べる人!?　それは、メンタルと消化器系（肝臓も含む）が強いということだろう。

と矛盾するようですが、そうではありません。**どんなに厳しい状況においても、ストレスを受けても、食べられる人は回復が早いので、一流だというのです。**それはフィジカルだけでなく、メンタルの強さを意味しているのでしょう。

どんな食べ物をどのように食べるか、それは贅沢な課題ですが、現代日本だからこそ考えるべきことです。まだまだ世界には食べものに困っている人が大勢いる中で、私たちは恵まれた環境下にあります。この環境を生かすも殺すも、私たちしだい。食事のときは感謝の気もちを忘れないようにしたいものです。

◎肝臓に「良い」食べ物≒肝臓に「負担が少ない」食べ物

それでは、私たちは何を食べたら良いのでしょうか。昨今では食べ物に極端な流行が起こり、それが移り変わっています。メディアで紹介されれば、たちまち皆が買い占め、店頭から商品が姿を消してしまいます。メディアは良いものを知るきっかけを与えてくれま

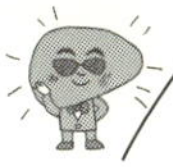

すが、大切なのは自分にとってどうかを考え、必要なものを選ぶことです。

必要な食べ物は、個人差に加え、住んでいる環境（地域、気候）、職業などによっても変わるものです。レバーやしじみ、ブロッコリーが肝臓にいいとしても、それらを食べてさえいれば肝臓が疲労しないわけではありません。

栄養素も大切ですが、何よりも負担を減らしてあげる必要があります。**肝臓に良い食べ物≒肝臓に負担が少ない食べ物**、と考えてもいいでしょう。例えば、肝硬変の患者さんは、その病状や段階によって摂取すべきものとそうでないものが異なります。一般的にしじみやレバーは肝臓に良いとされますが、肝臓疾

肝臓に負担が少ない食べ物	肝臓に必要な栄養を含む食べ物（一例）
・脂っこくないもの ・味の濃くないもの ・刺激が強すぎないもの ・消化吸収しやすいもの	・レバー（ビタミンA） ・ブロッコリー（ビタミンC） ・ごま（ビタミンE） ・緑黄色野菜や果物

肝臓に「良い」食べ物は、まず肝臓に「負担が少ない」食べ物と考えよう！
さらに、体調に応じて必要な栄養も摂れればバッチリ。

患を患っている方に対しては、一概にいえないのです。ですから、きちんと医師や栄養士の指導が必要なケースもあることを忘れないでください。

肝臓に負担がかかりやすい食べ物は、脂もの、甘いもの、味の濃すぎるもの、刺激物、消化吸収がしにくいものです。脂ものに関しては、とくにバターやチーズ、生クリームなどの乳製品やチョコレートの摂取量には気を付けたいところ。動物性の油を控え、オリーブオイルなどの植物性や魚の油の摂取を増やすといいでしょう。

一方、**肝臓のはたらきを高めるためには、ビタミンやミネラルが欠かせません。**なぜなら肝臓は活性酸素を発生しやすいため、活性酸素に対抗できる抗酸化ビタミンが必要なのです。代表的なものにビタミンAが含まれるレバーや、ビタミンCが豊富なブロッコリー、ビタミンEを含むゴマなどがあります。緑黄色野菜や果物を中心に摂取するのもいいでしょう。日本に伝わる和食も肝臓には最適。また、肝臓が肝細胞を新しく作り替え、酵素を作りだすには良質なたんぱく質も必要です。

それから便秘は肝臓の負担になります。食物繊維を多く摂り、後で紹介する運動やマッサージも併用するといいでしょう。

五臓	肝	心	脾	肺	腎
五味	酸	苦	甘	辛	鹹
五色	青	赤	黄	白	黒
五季	春	夏	長夏	秋	冬

医食同源も中医学の大きな特徴！

五臓の状態によって、必要な味や色の食材が分類される。

また、五臓のそれぞれのはたらきが高まる季節も分類されていて、旬の食材が体を調えてくれる。

熱性	温性	平性	涼性	寒性
肉 シナモン コショウ 唐辛子	桃 さくらんぼ ショウガ にんにく	さつまいも キャベツ アボカド	りんご はっか チンゲンサイ	ゴーヤ ナス 梨 大根

四性（熱性、温性、涼性、寒性）＋平性の分類例。体を温めたり、冷ましたりする食材を、季節や体の状態に合わせて選べば、ベストな体調をキープしやすい。

漢方や薬膳では、食材を五味四性に分類します。**「肝」が疲労していると酸味のものを好み、それがそのときの体に合った食材**になります。例えば、妊娠すると肝臓のはたらきが増え、食べられるものが限定されたり、「肝」に対応する酸味のものを欲したりすることがあります。

食材にはそれぞれの味や性質によって、体に与える影響がありますので、極端に偏ったり、食べすぎは避けてください。

他には、住んでいる地域で採れる旬のものを食すと、良いエネルギーを体内に取り入れられます。ただし、自分の体質や状態には考慮が必要です。

このように、バランスの良い食事を楽しんでみてはいかがでしょうか。

◎レッツ！　いきいき肝臓エクササイズ

体を動かすことは、肝臓のためだけではなく、心身のリフレッシュにも必要なこと。

しかし、**過剰な運動は体に負担がかかり、活性酸素を多量に発生させます。そのため、効率的なエクササイズが求められます。**また、肝臓疾患を患っている場合には逆効果になることもありますので、医師の指導を仰ぎましょう。

ここで紹介するエクササイズは、**肝臓のはたらきを助けるために、横隔膜や胸郭の動きをスムーズにすることを目的としています。**

ポイントは肋骨と肩甲骨。肝臓は横隔膜の下に密着してつながっていますが、外表を肋骨に覆われて保護されています。また、横隔膜の上には肺や心臓といった主要な臓器も存在し、それらも肋骨に覆われています。

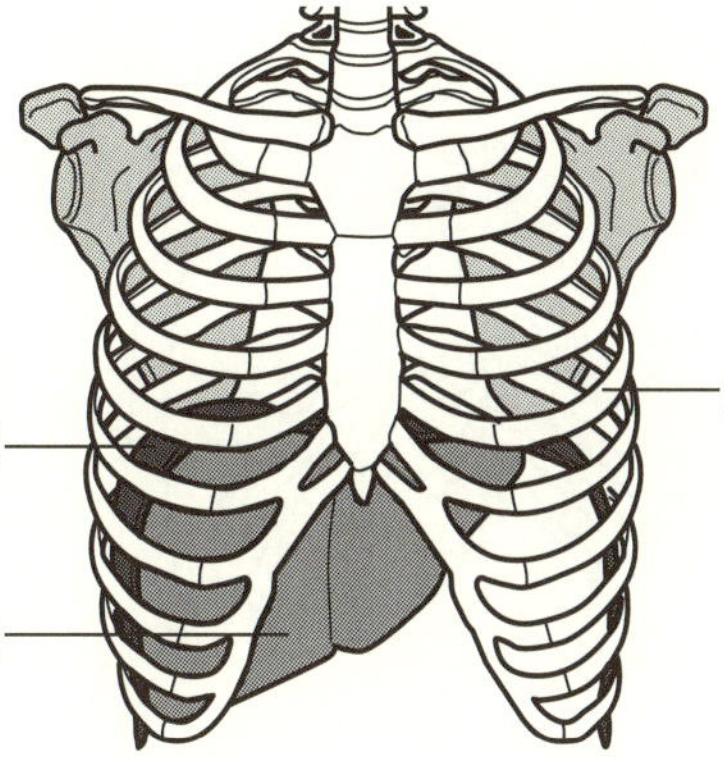

横隔膜と胸郭の動きをスムーズにすると、肝臓のはたらきが高まる。

横隔膜や胸郭の動きをスムーズにするには、自らの意志で随意的に呼吸する必要があります。しかし筋肉などの緊張が強いと、無理な運動や呼吸がかえって体を傷めかねません。緊張が強い場合や動きに違和感を感じるときは、先にマッサージをしておくことをおすすめします。

まず、胸郭の動きをスムーズにするために、肩甲骨と肋骨のつながりを理解しましょう。

肩甲骨は肋骨という海に浮かぶ船のように、周りを筋肉で引っ張られながら存在しています。とくに注目したい筋肉は、前鋸筋《ぜんきょきん》と菱形筋《りょうけいきん》です。

前鋸筋《ぜんきょきん》は、肩甲骨の前側、肋骨との間をす

前鋸筋と菱形筋はお互いに引っ張り合うことで、肩甲骨の動きに大きく関わる。

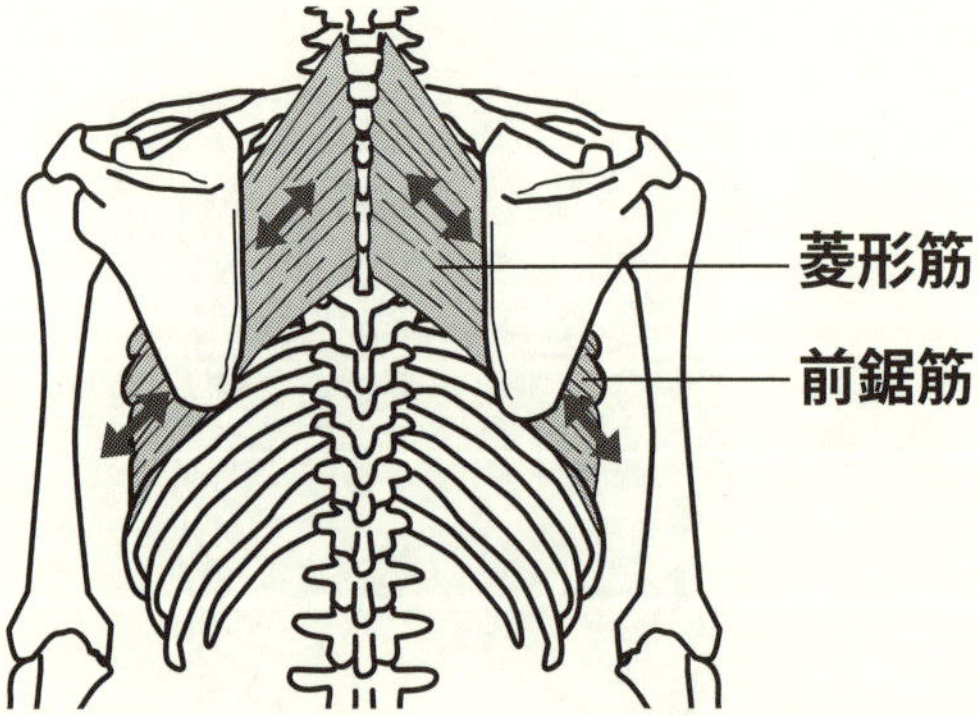

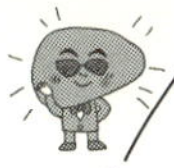

りぬけ、肋骨の1〜9番に付着しています。その筋膜は外腹斜筋というお腹の筋肉につながっています。

菱形筋《りょうけいきん》は、名前の通り菱形をしていて、背骨と肩甲骨をつないでいます。つまり、肩甲骨は前鋸筋《ぜんきょきん》と菱形筋《りょうけいきん》に引っ張られながらバランスを取っています。

これらの筋肉の緊張や凝りは、背骨はもちろん肩甲骨や肋骨の動きを窮屈かつ不安定にします。すると胸郭の動きも制限されるため、内臓の自由なスペースも少なくなります。結果として内臓自体のはたらきに影響が及ぶことはいうまでもありません。

例えば、親が子供を厳しく縛りつけていると、その子にとっては窮屈で苦しむことになるでしょう。自由な発想や動き、感情を押さえつけられた子供は、ある日突然、溢れるように親にキレたりといった衝動を起こしてしまいます。同様に、**肋骨や肩甲骨がガチガチのままでは、呼吸が浅くなり、肝臓や肺の動きも制限されてしまいます。**内臓のはたらきとともに自律神経は乱れ、気づいたときには様々な不定愁訴があらわれてしまうのです。

本当の原因に気づかないと、なぜそうなったのかがわからないということもあるかもしれません。あらわれる現象には往々にして原因があるものです。本当に大きなコトが起きる前に対処したいものですね。

中医学において「肝」の状態が良くないと、体の側面を流れる「胆」の経絡に滞りがあらわれます。すると、筋膜にも緊張があらわれやすくなります。普段、体の側面を伸ばしたり動かす機会は少ないかもしれません。回旋と側屈を組み合わせた背骨の動きとともに、肋骨と肩甲骨の動きを高めていきましょう。

肝臓のはたらきを高めるには、下半身の柔軟性と強化も大切です。

中医学で「肝」は三焦《さんしょう》という上・中・下の分類の中で、下焦に含まれ（139ページ参照）、「腎」とともに下半身と密接な関係があります。下半身のむくみや冷え、だるさでお悩みの方も多いでしょう。実はそのような不調も肝臓の疲労が関わっていることがあります。**運動不足などで下半身の筋力や柔軟性が低下すると、下肢からお腹、骨盤の体液循環が低下します。**適度な筋肉量があると代謝が上がり、静脈やリンパの還流を筋肉のポンプ作用で促すので、むくみの軽減にも役立ちます。

また、現代はストレス社会ですから、どうしても交感神経が優位になり、頭で考えることばかりで意識は上半身に集中しがちです。すると肩やくびが緊張し、深い呼吸ができな

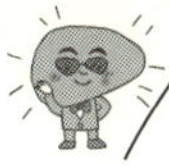

くなります。

中医学では、このように意識や「気」が上がったままになっている状態を「上《じょう》実《じつ》下《げ》虚《きょ》」といいます。理想的なのは、下半身が充実していて上半身の力が抜けている、「上《じょう》虚《きょ》下《げ》実《じつ》」という状態です。

デスクワークが多く、下半身が衰えやすい今日だからこそ、あえて普段から下半身のストレッチや筋力強化を行うことをおすすめします。それによって、きっと平常心を保ちながら忙しい毎日を送れるはずです。

また、下半身が安定すると骨盤も安定し、背骨や姿勢も良い状態になります。地に足が着くと、文字通り肝（キモ）が据わることにもなるでしょう。**大きい筋肉が集まる下半身のエクササイズは、筋肉との関わりが深い肝臓にとっても好影響**なのです。

この他、ウォーキングやジョギング、水泳などの有酸素運動もおすすめです。普段運動をしていない人は急に強度を上げずに、まずは30分程度のウォーキングから始めるのが良いでしょう。適度な運動を習慣化すれば、肝臓の負担を減らすだけでなく、肥満を防ぎ、様々な症状の改善も期待できるはずです。

• Exercise -1

朝はのんびり♪「スパイナルツイスト」

朝起きたら急に起き上がる前に、仰向けのまま両手を外に広げて片方の膝を立てる。立てたほうの膝を、反対側にゆっくり倒していく。

このとき、左右の肩甲骨と肩は布団から離れないように意識しよう。かといって無理に膝を倒していく必要はない。

胸が開かれた状態で、片側5〜10回程度、気もちよく呼吸しながら行う。左右1回ずつでもOK。これを3セットぐらい繰り返そう。

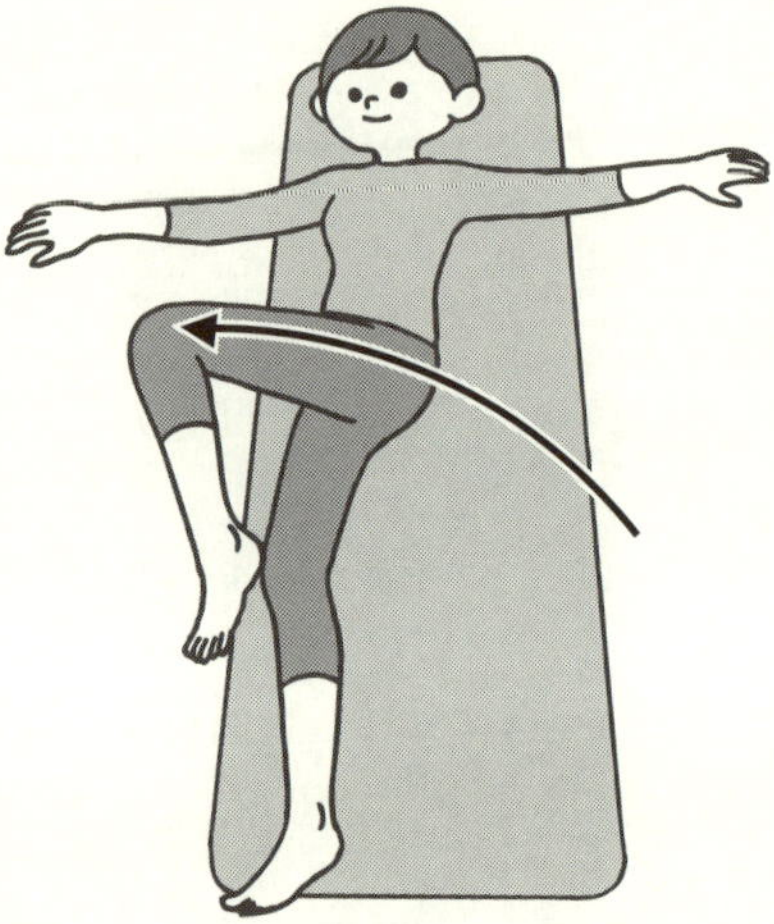

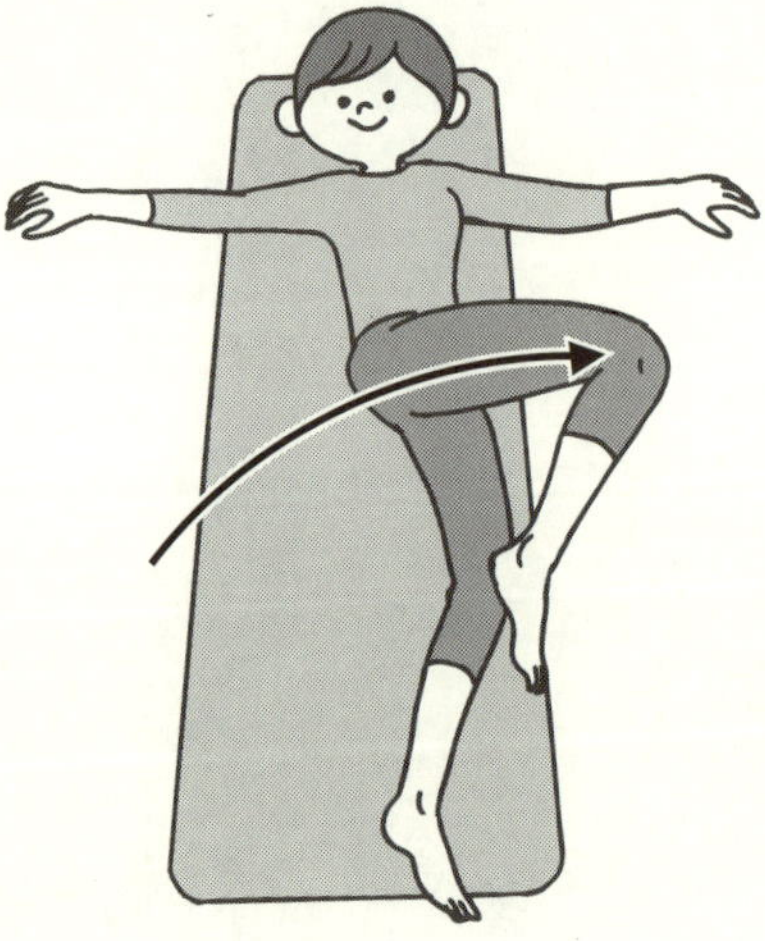

Exercise -2

緊張を緩める♪「両肩アップ&ダウン」

普段緊張しやすかったり、体が冷えていて温めたいときに行うウォーミングアップ。

腰幅に立ったら、両肩だけを上下に速く動かしていく。このとき、できるだけ他の部位は力を抜こう。

1秒に2～3回くらいのペースで、30秒程度行うだけでも体が温まってくるのを感じるはず。目安として30～90秒程度行おう。

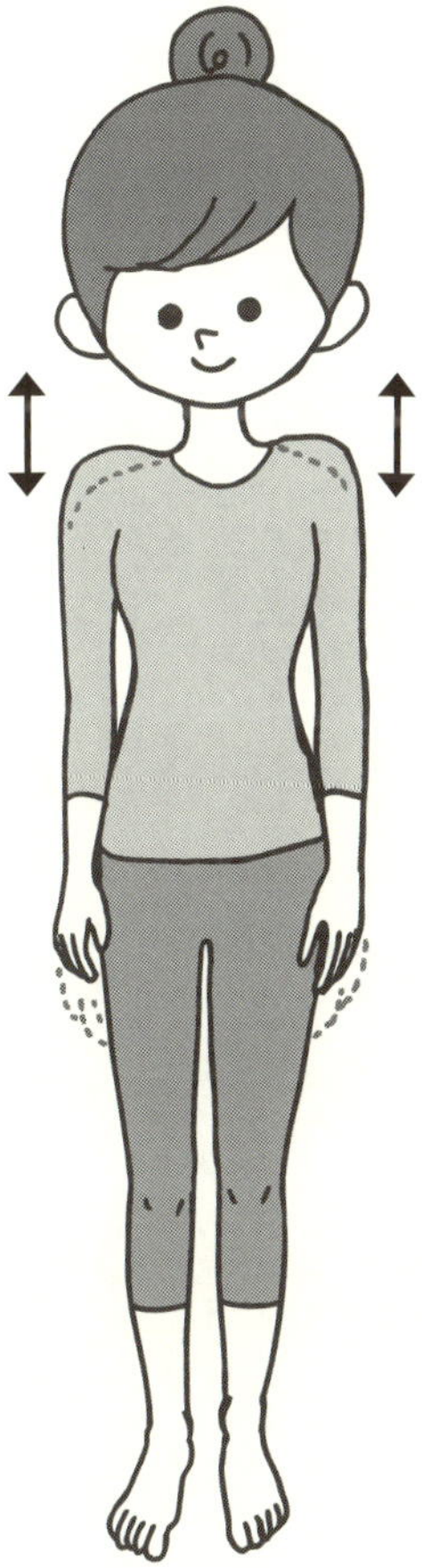

• Exercise -3

活力が湧いてくる♪「両腕プルバック」

「両肩アップ＆ダウン」同様、ウォーミングアップに最適。

腰幅に立ったら、手のひらを天井に向けた状態で肘を90度曲げる。脇は締めたまま。

そこから両手を前に出していく。前に出すときは、手の平を下に向ける。

今度は素早く手を引きこんで、肘〜二の腕が背中を超えるところまでもっていく。

反動を使いながら、肩甲骨の動きが促されて、肩周りと背中がほぐれてくるのを感じよう。

20〜30回を1セットとして、2〜3セット行うとよい。

肘や肩、背中に痛みがある方は行わないように。

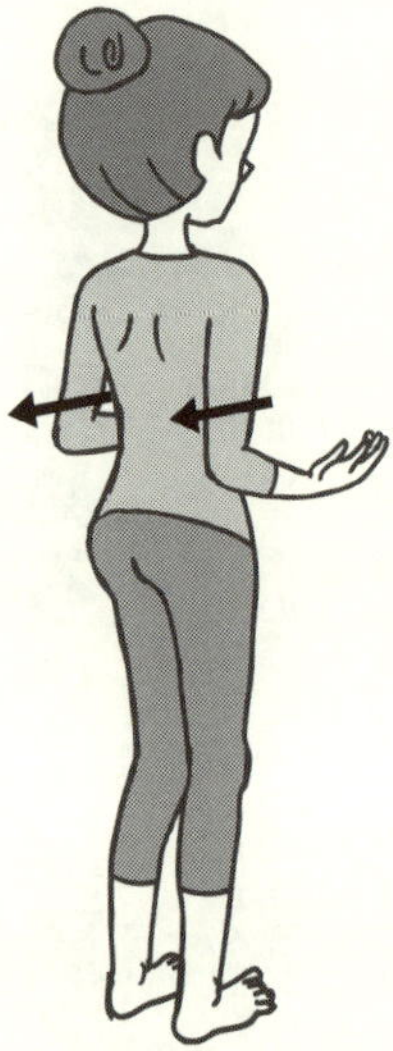

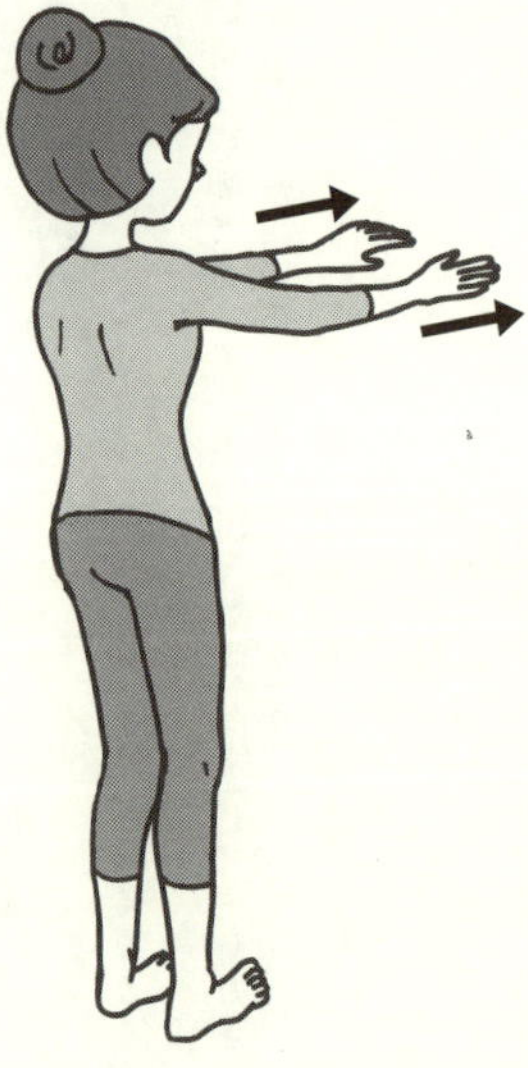

Exercise 4

自律神経、メンタルが整う♪「背骨ツイスト」

デスクワークの合間、テレビを見ながらなど、イスに座っているとき、気軽にやってみよう。
まず、背筋を伸ばしてイスに座り、両足の幅はやや広めにしておく。

上半身をひねって後ろを向き、両手でイスの背もたれをつかむ。なるべく、臍（へそ）は顔と同じ方向にし、腰はあまり動かないように。

次に、その状態から顔だけ元の正面に戻し、3〜5回呼吸を行う。左右とも行おう。

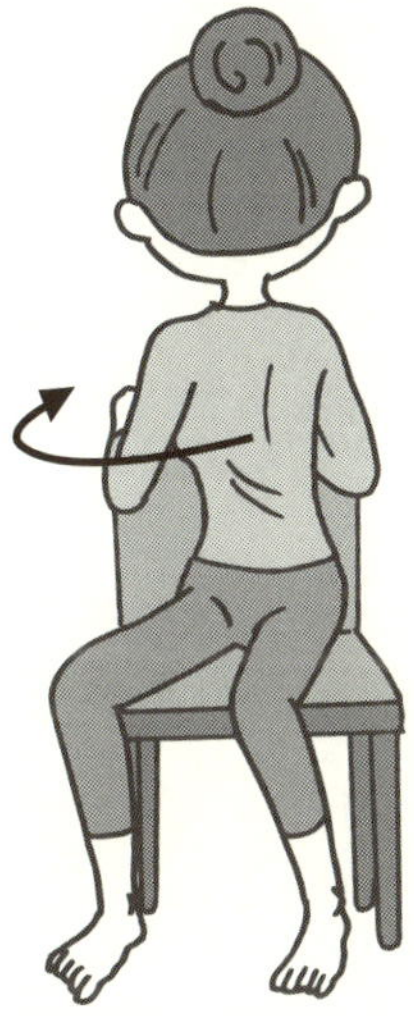

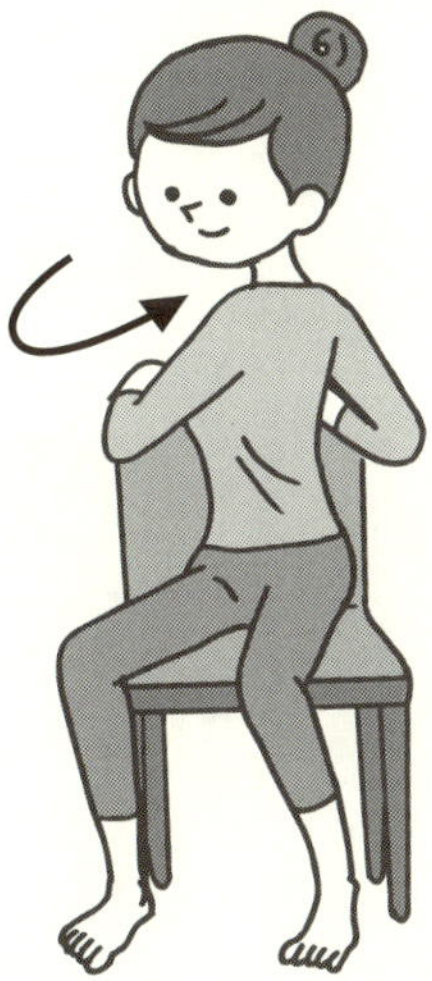

• Exercise -5

呼吸が楽になる♪「背面肩寄せエクササイズ」

①足を肩幅くらいに開き、腰の後ろで手を組む。息を吸いながら肩甲骨を内側に寄せて、組んだ手を斜め後ろに伸ばしていく。そして息を吸いながら、手を少し上げて上を向こう。

②息を吐きながら組んだ手をゆっくり下ろし、顔を正面に戻す。

1度に何回も行うより、日常で気になったとき何度でも行ってほしいエクササイズ。仕事の合間や、電車の待ち時間におすすめ。

姿勢が変わり、普段の呼吸が楽になるのを感じられるかも。

◎ココがポイント！
単純にあごを上に向けるのではなく、あごを引き気味にすることで胸椎が伸びる。

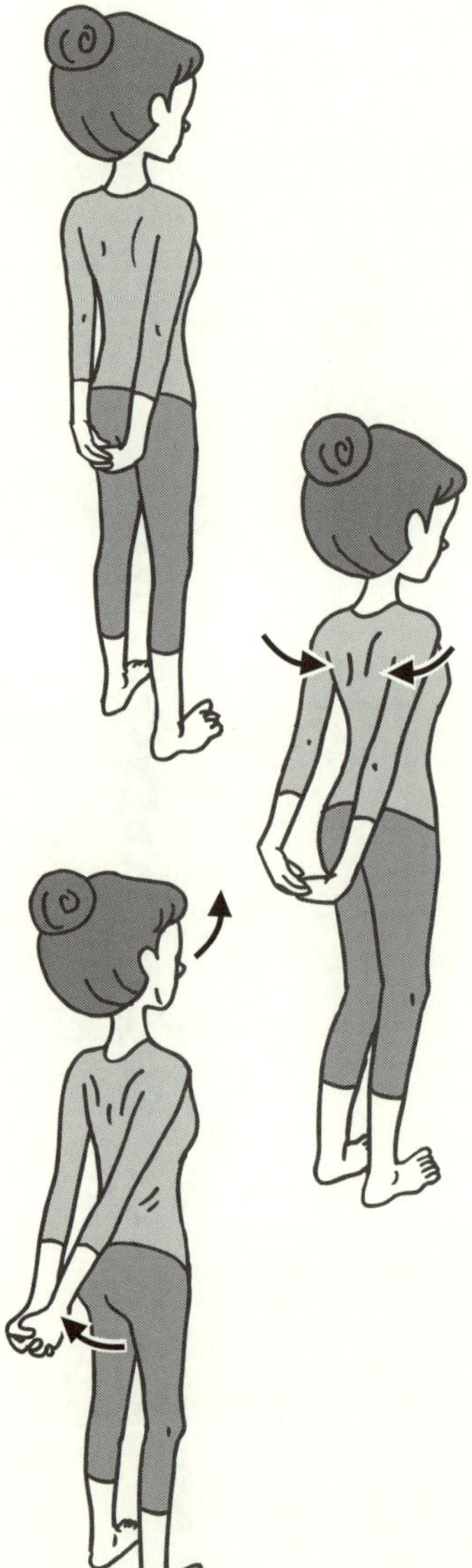

Exercise-6

脇が伸びて足腰が強くなる♪「パールシュワコナアサナ」

ヨガのポーズの1つ。体が温まって準備ができている状態で行おう。

自分の脚の長さほどに足を広げて、右足をマットの長軸と並行になるようにし、左足はマットの横軸と並行にする。右足の踵からのラインが、左足の土踏まずに垂直になるように立つ。

重心を下ろしながら右膝を曲げ、右腕の前腕部分を右脚の腿の上におく。左手を天井にゆっくりと上げ、そこから頭を通り越して左側の体側が伸びるように手を伸ばしていく。

このとき、脚でしっかり体を支えることで下半身が強化され、左の脇から体側、脚の外側のラインにかけて力強く伸びていく。

ポーズをとってから、3回程度深い呼吸をしたら、ゆっくりと戻っていこう。

同じように反対側も行い、これを2セット行う。

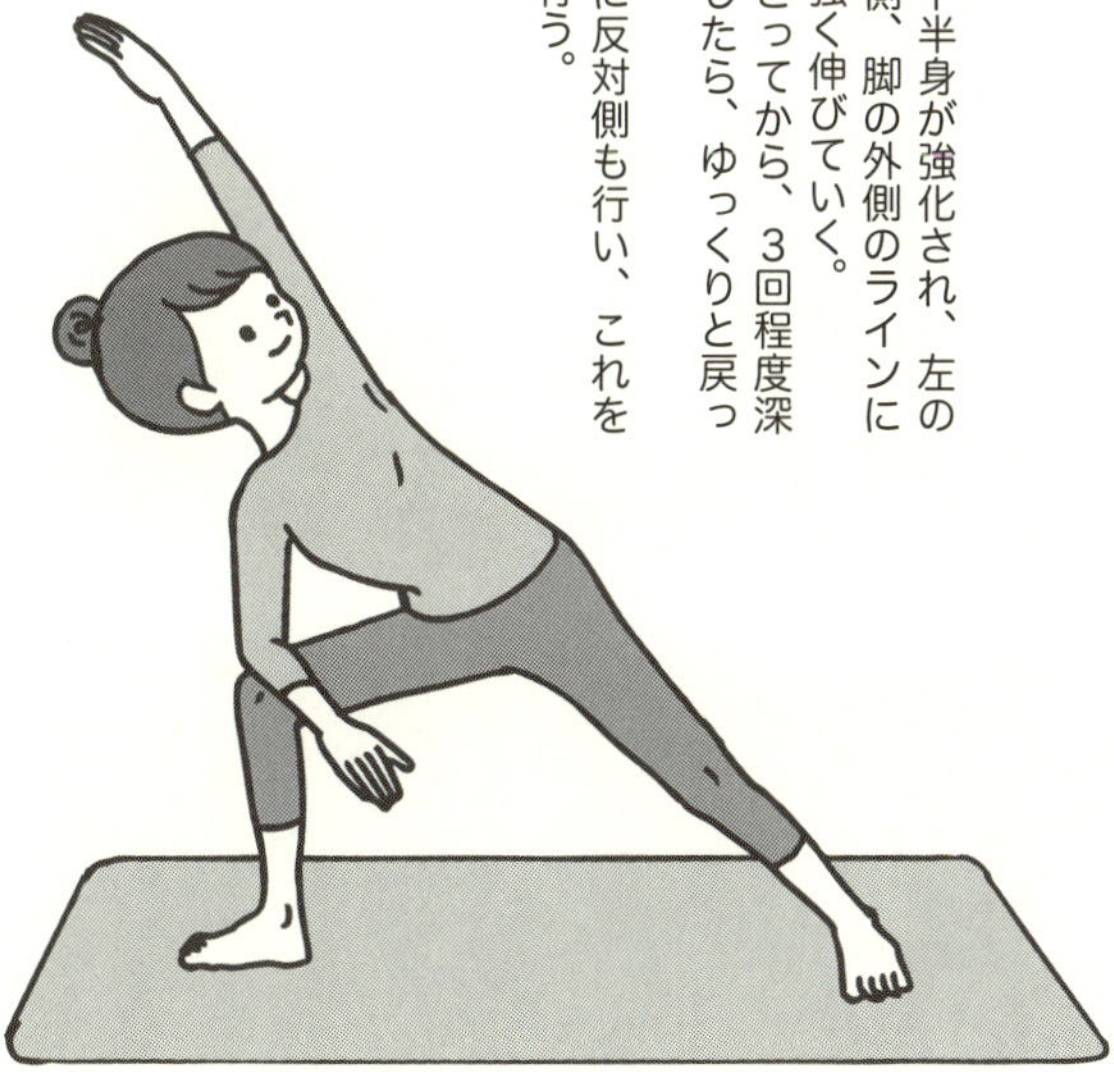

◎レッツ！　にここに肝臓マッサージ

「たかがマッサージ、されどマッサージ」、これは私が常に意識しているフレーズです。自分のことや大切な人のことを分析したうえで行うマッサージは、とても有益です。まず、しっかりとアプローチするポイントと目的を考えることからはじめましょう。

マッサージは、エクササイズや呼吸だけではアプローチしづらい部位に、とても有効です。

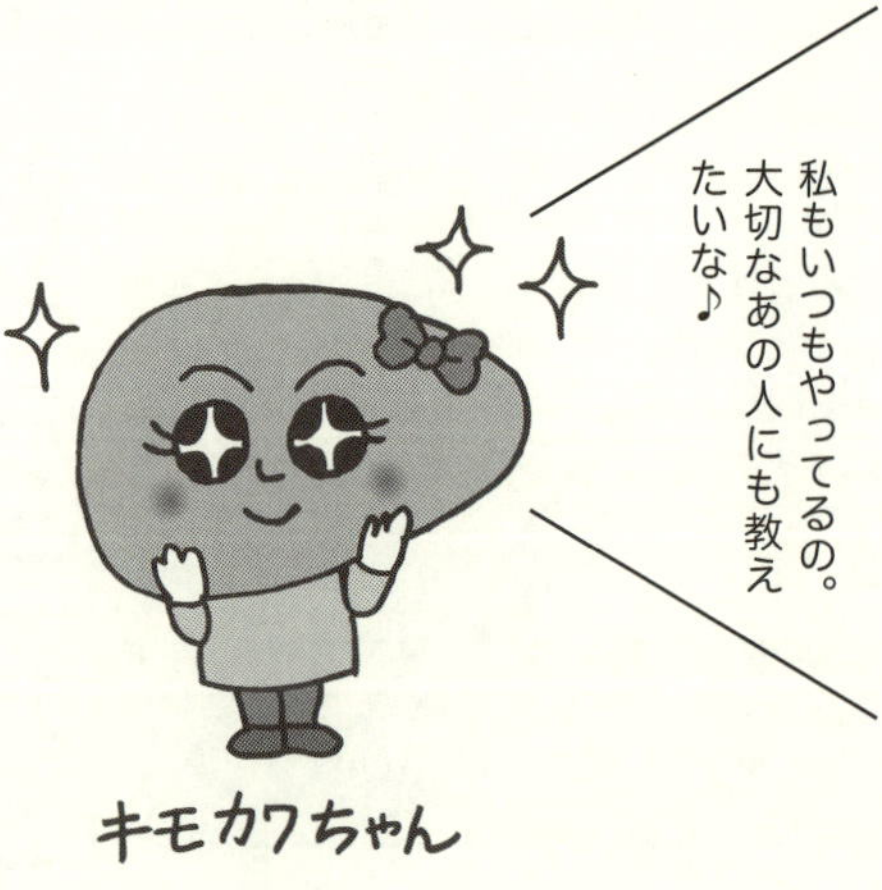

私もいつもやってるの。大切なあの人にも教えたいな♪
キモカワちゃん

• Massage-1

呼吸が楽になる♪「鎖骨下のマッサージ」

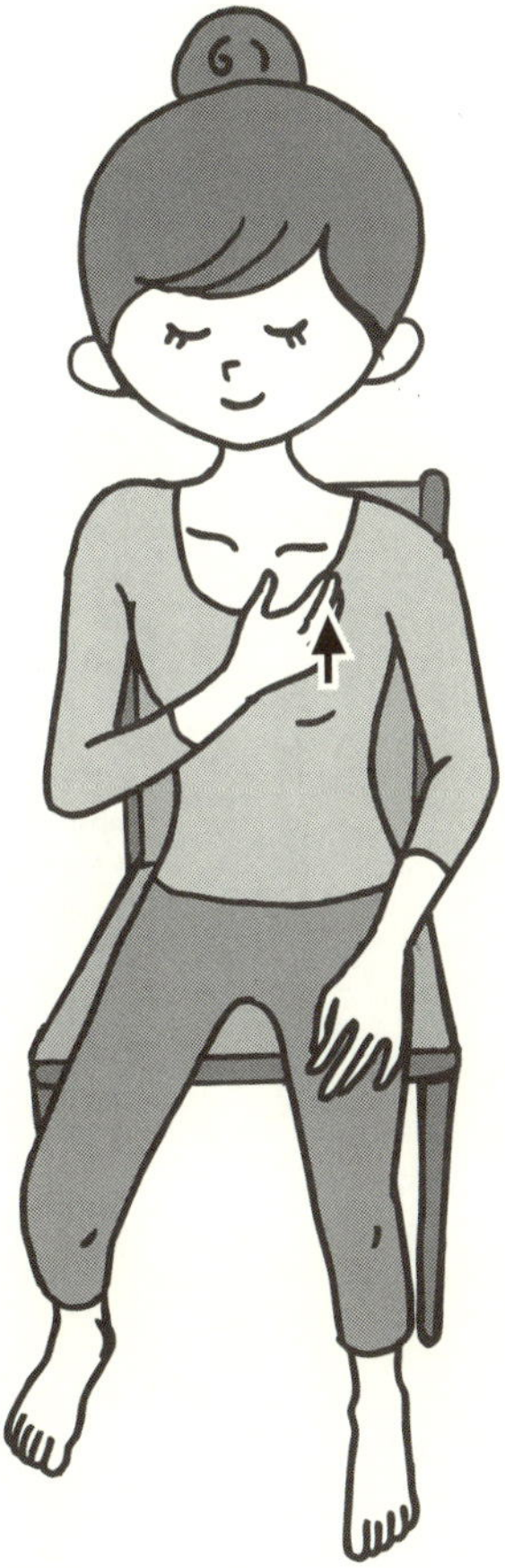

呼吸がしづらかったり、空咳が続いているときに効果があるポイント。食欲が少し落ちているときにアプローチしてみるのもよい。

中指を中心に3本の指の腹を鎖骨下にあて、少し圧をかけながら円を描くようにマッサージ。あるいは、上下左右に筋（すじ）を切るようにマッサージしてもOK。

注意点は、肩甲骨の前側に突出している烏口突起（うこうとっき）はデリケートな部位なので押さないこと。肋骨があるのも忘れないように。

（227ページでも紹介。）

● Massage -2

肝臓を元気にするツボ♪「太衝《たいしょう》」

肝の経絡の代表的なツボである「太衝」は、肝臓のはたらきを高める効果が期待できる。

指先を使って、足の甲の親指と人差し指が交わる凹み部分（太衝）に圧をかけていく。

30～90秒程度、やさしい圧を持続的にかけよう。

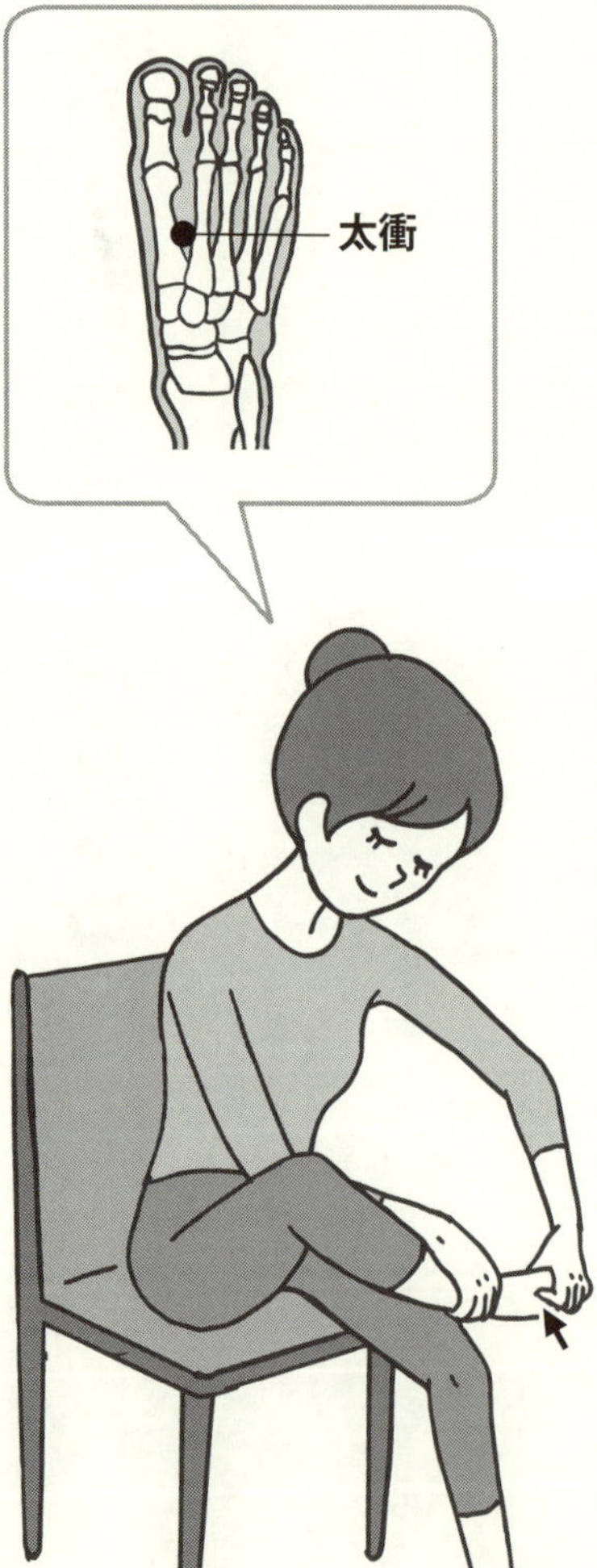

• Massage-3

ホルモンバランスを調えるツボ♪「三陰交《さんいんこう》」

「三陰交」は、肝・脾・腎の３つの経絡が交差するツボ。内くるぶしの一番出っ張った点から膝に向かって３寸（手の人差し指から小指の４本の幅ほど）のところ。脛の骨の際に母指の腹をあてます。30～90秒程度、やさしい圧を持続的にかけていく。

他に、手の手根部を使って、脛の骨の際を全体的に押してもＯＫ。

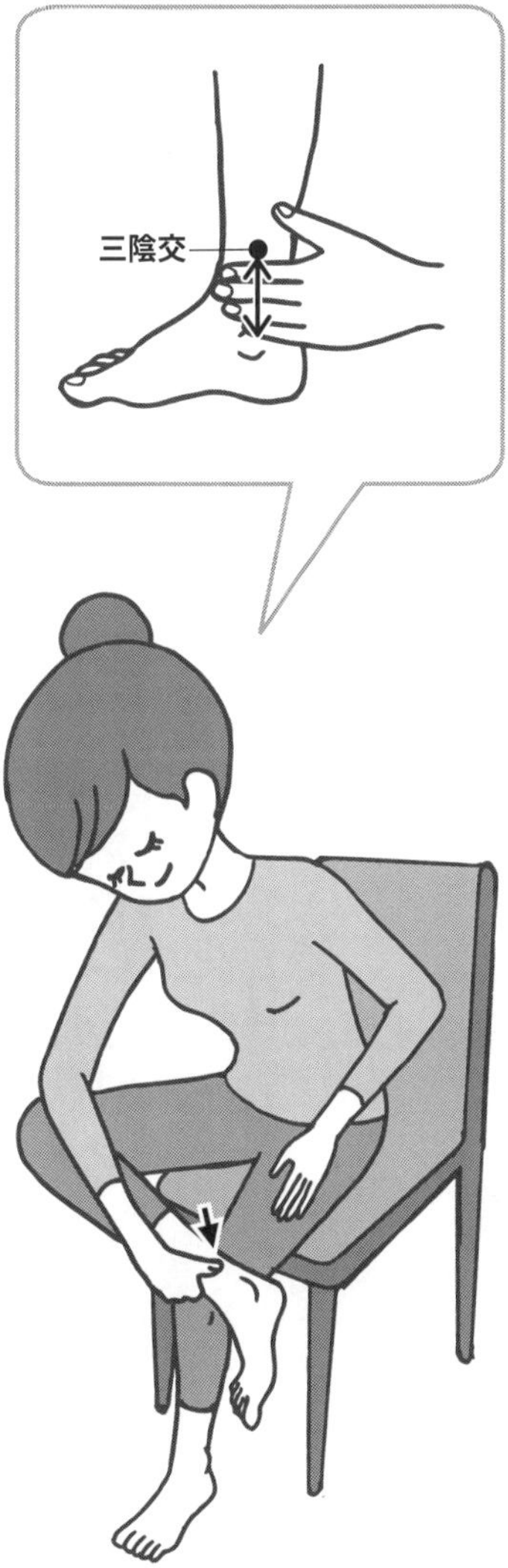

● Massage -4

肩や腰も緩ませるツボ♪「肝兪《かんゆ》」（パートナーにケア）

相手にうつ伏せになってもらおう。両手は体の脇に沿えてもらう。パートナーの肩甲骨の下の部分を見つけたら、左右を結んだ背骨の位置がだいたい胸椎7～8番辺り。そこから、3、4センチ足のほうに下がった背骨から左右に3センチほど外側の場所が「肝兪」。体重をかけすぎずに、片方の人差し指から薬指までの3本の指の腹をあて、その上に軽く反対の手を添えながら真下に圧をかける。決して強すぎずに、自分も相手もつらくないように行おう。30秒程度を目安に、今度は反対側。どちらかというと右側に肝臓の疲労はあらわれやすいので、左右行うにしても、若干右側を多めに行うとよい。

背中だけでなく、腰や右肩の緊張も緩んでいくことが期待できる。

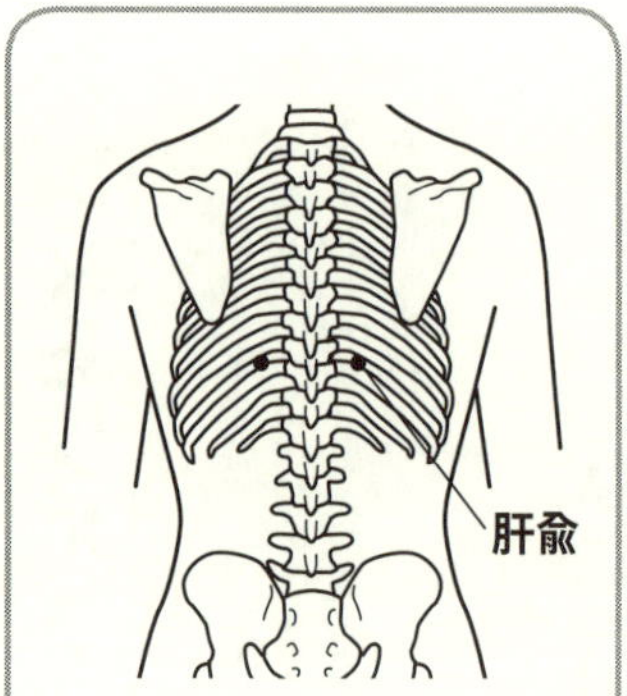

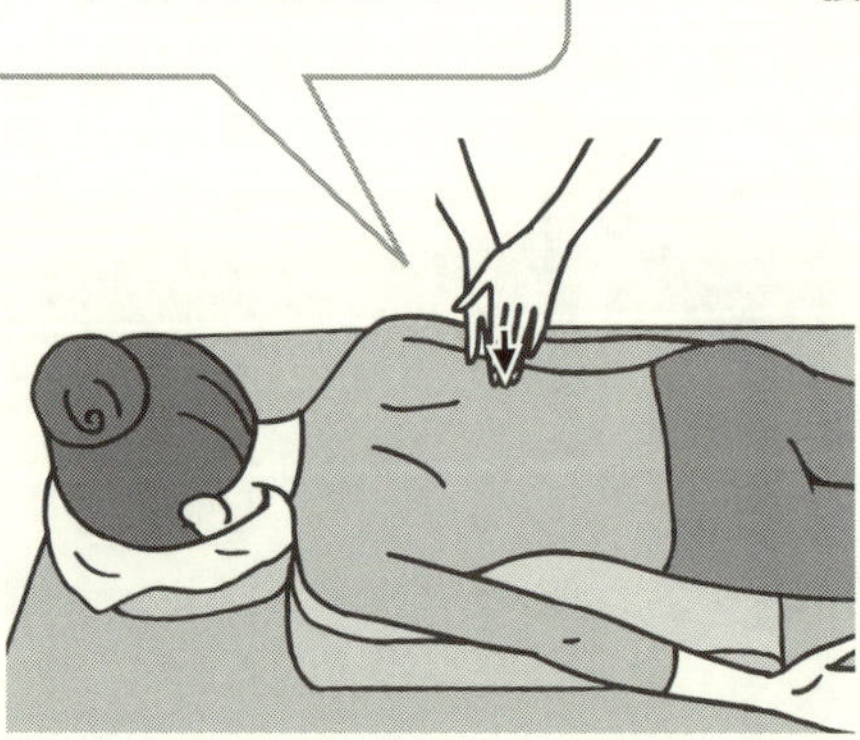

◎呼吸で内臓とインナーマッスルを動かそう！

ここまでに紹介したエクササイズやマッサージだけでも、十分に楽な呼吸を取り戻すことが可能です。そして、普段から呼吸の状態を意識していくことも大切です。

ここで紹介する呼吸法は普段の呼吸に対するアドバイスですが、もし急なアクシデントで感情が乱れたり、イライラが収まらないときは、55ページの呼吸法も活用してください。

多くの人は、普段、あまり呼吸を意識していないかもしれません。人間は飲まず食わずでも数日は生きられるのに、呼吸をしないと数分で脳機能が回復できなくなるといいます。だからこそ無意識に行われる自律機能（延髄の呼吸中枢と迷走神経）によって、呼吸はコントロールされているのでしょう。

「生きる」ということは、「息をする」ことに等しいといえます。「息」という漢字は「自らの心」。つまり、その人自身の心の状態が大きくあらわれることを意味します。**楽に生きるか、息苦しく生きるか、その人の生き様そのもの**なのです。

そんな呼吸は、自らの心（意志）によって整えられるのも、また事実です。本書は病気を治すためのノウハウを紹介しているわけではありません。楽にいきいきと人生を送ることが最大のテーマです。そのためにもまずは、息苦しさ（生き苦しさ）を取り除く必要があるのです。そして、スムーズな呼吸は、肝臓や自律神経も整えてくれます。

さて、呼吸に違和感を感じるのはどんなときでしょうか。上司に怒られたとき？　大勢の人の前に出るとき？　焦っているとき？　夜寝ているとき？　人それぞれだと思います。呼吸は自律神経でコントロールされている割には、偏ったバランスを記憶しやすく、ガチガチになった胸郭などの構造の影響を受けやすいものです。だから、普段の感情や意識、姿勢や体の癖といった習慣を見直していくことで、改善できます。

すでに紹介した鎖骨下のマッサージを行ったら、呼吸が楽になったかもしれません。**エクササイズによって胸郭が動くようになり、頭が自然と良い位置にくると、気もちの良い呼吸ができることに気づく**かもしれません。そうやって、変化に気づいていくことが大切です。

それでは、少しオーバーな腹式呼吸をしてみましょう。名づけて、超腹式呼吸です。息を吸いながら、お腹を過剰に膨らませていきます。次に、息をゆっくりと吐きながら、お腹を引っこめていきましょう。全て鼻呼吸でもＯＫ。吐くときは口から吐いても構いません。

人によっては、背中や背骨の周り、肋骨の辺りに、少し張りや違和感、痛みを感じるかもしれません。決して無理はしないでください。5〜10回を1セット。これを2〜3セットで十分です。

こうして**少しオーバーに横隔膜を動かすことで、横隔膜が付着している背骨周辺や内臓、連続している大腰筋や腰方形筋、さらに肋骨や周辺の筋肉を連動させる**ことができます。

余裕があれば今度は、**腹式↓胸式呼吸へ続く連続呼吸を行いましょう。普通の腹式呼吸から続いて、胸から鎖骨にかけて膨らませるように呼吸します。**わかりづらければ、胸骨の辺りに手を軽く添えて、動きを感じてみてください。先ほどのようにお腹を大きく膨らませる必要はありません。肋骨を中心に胸郭が広がっていく感覚を感じましょう。

超腹式呼吸

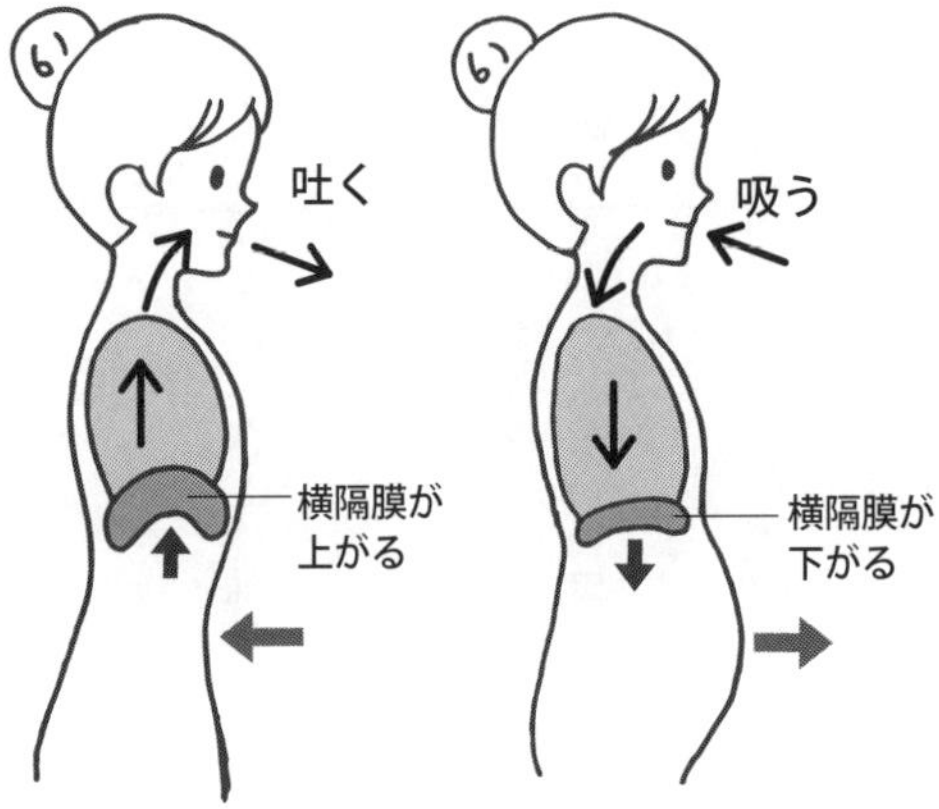

連続呼吸

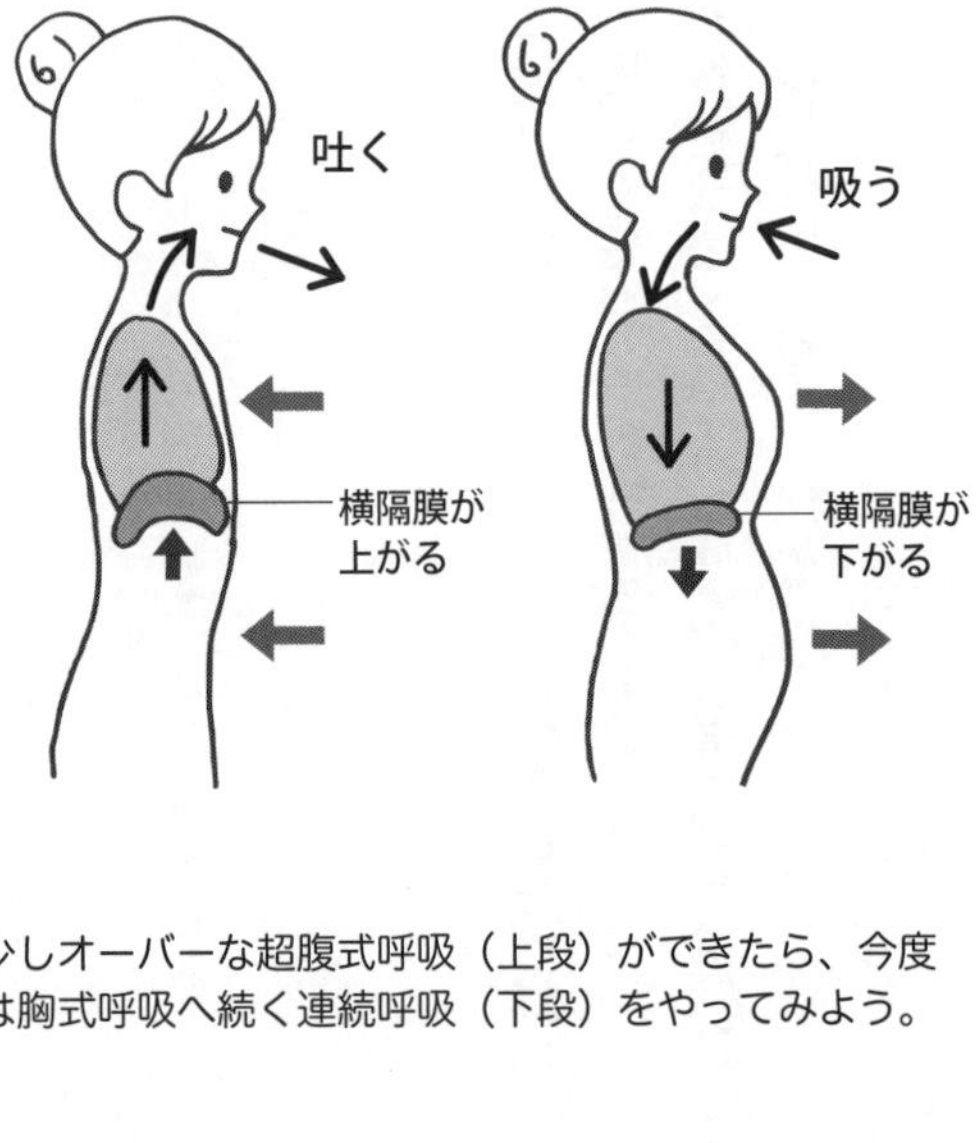

少しオーバーな超腹式呼吸（上段）ができたら、今度は胸式呼吸へ続く連続呼吸（下段）をやってみよう。

また、中国に古くから伝わる気功に六字訣《ろくじけつ》というものがあります。これは、声を出して五臓六腑に響かせ、体の内側からエネルギーを高める呼吸法の一種とも考えられます。いずれも、自らの内なる自然にはたらきかけ、バランスを整える方法といえるでしょう。

◎「その感情」を客観的に見よう！

中医学の観点では、「肝の臓」がネガティブな感情（とくにイライラや怒り）と関わっていると考えます。その感情が強すぎたり長く続けば、「肝」を傷めます。

そしてメンタルストレスを受けるなどして「気滞《きたい》」の状態になると、呼吸が浅くなり、自律神経にもアンバランスが生じ、不安や気分の落ちこみといった感情を生じかねません。

また、「肝」の状態が悪ければ、そのような感情になりやすいうえに、ネガティブな感情がまた「肝」の状態を悪くするのです。

このような悪循環を断つには、中医学の観点から心身の状態を見つめ、怒りやイライラの感情が、どのようなパターンで起こるのか分析することが大切です。それが感情の波を穏やかにしていくポイントになります。

怒ったり、イライラする理由の1つに、根底にある恐怖や不安感が挙げられます。何も怖くなければ、怒ったり、イライラする必要はないのです。何かに怯えるあまり、攻撃的になってしまう（もちろん、怒ることなく、ただ不安や恐怖に怯えることもあります。また、明らかにストレス軽減法の1つとして怒る人もいるでしょう）。

そのときの感情は、あなたの置かれている環境や心の状態を知らせてくれています。そうやって自分のことを客観的に見るだけで、自分を、そして「肝」を労わることができます。

誰かに声をかけたり、肩に手をあてた瞬間、脅かすつもりはないのに「脅かさないでよ！」と、怒られた経験はありませんか。「そんなことで？」と思うこともありますが、人によって反応は様々。そのような怒りは、無意識に恐怖を感じないようにしている情動ともとれます。

これは五行論で「腎」の弱さを意味します。ちょっとしたことでも怖がり、不安な気もちになりやすい傾向があります。その感情が怒りに変換されるのです。このような感情のループは五行の図の通りです。

怒りの感情があらわれる理由に、「肝」の疲労を中心とした心身の疲労や、欲求が満たされない不満というものがあります。

例えば、疲れや空腹でイライラした経験はありませんか？　私は子供の頃、イライラしていると母に「はいはい、お腹が空いてるのね。それとも眠いの？」とよく言われました。そしてお腹を満たすと、すぐにイライラがなくなったものです。言葉を話せない赤ちゃんが泣いている理由を探るように、自分のイライラの原因を探ってみるのもいいかもしれま

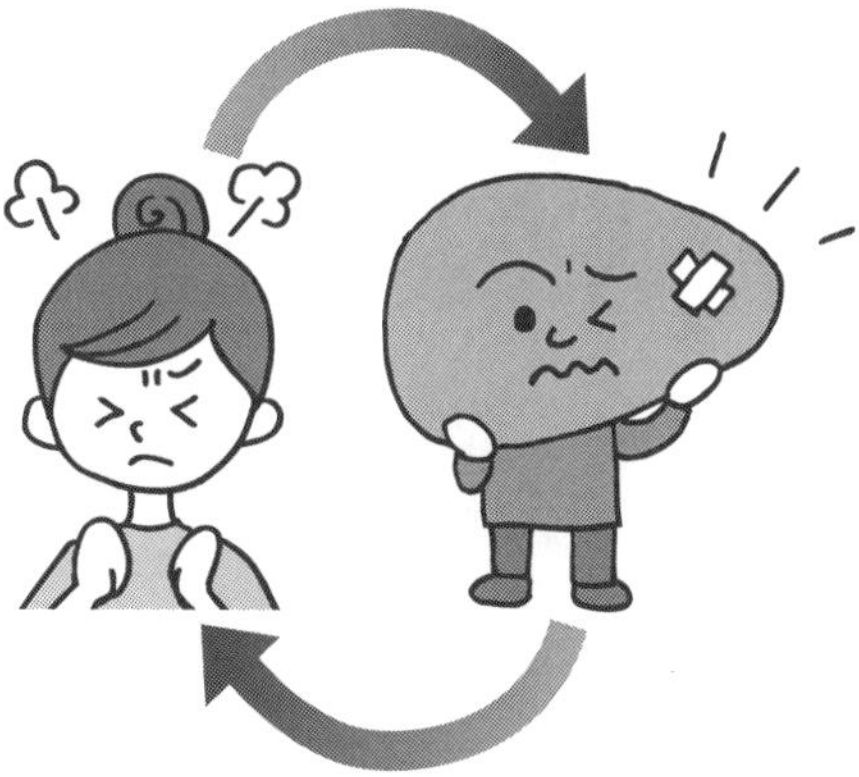

イライラしすぎると「肝」を傷める。「肝」の状態が良くないと不安になり、またイライラにつながってしまう……

せん。冷静になると分析できることもあるでしょう。

今は疲れているのかもしれない、体に痛みがあるからかもしれない、やりたいことがうまくいっていないからかもしれない、何かに怯えているのかもしれない、そういった原因がわかれば、少し感情も変わるものです。

なかなか怒りが収まらないときは、俯瞰《ふかん》するように自分を客観的に見てみましょう。実際に、鏡で自分の顔を見てもいいでしょう。どんな顔をしていますか？　どんな印象ですか？　そうしているうちに、「このままではもったいないな」と思うかもしれません。

そして、少し鏡の前で笑ってみましょう。変な顔をしてもいいでしょう。**顔の表情は正直です。はじめはうまく笑えないかもしれませんが、だんだん自分のやっていることがおかしく見えてきたらしめたもの。**ついでに怒りの矛先についても許してあげましょう。

それから、今回の件がなぜ起こったのかをもう一度考えてみるといいでしょう。怒りという感情を受け入れたうえで、原因を考えます。今置かれている環境はどうでしょう？無理な仕事を引き受けて容量オーバーになっていませんか？　誰かに何かを求めすぎてい

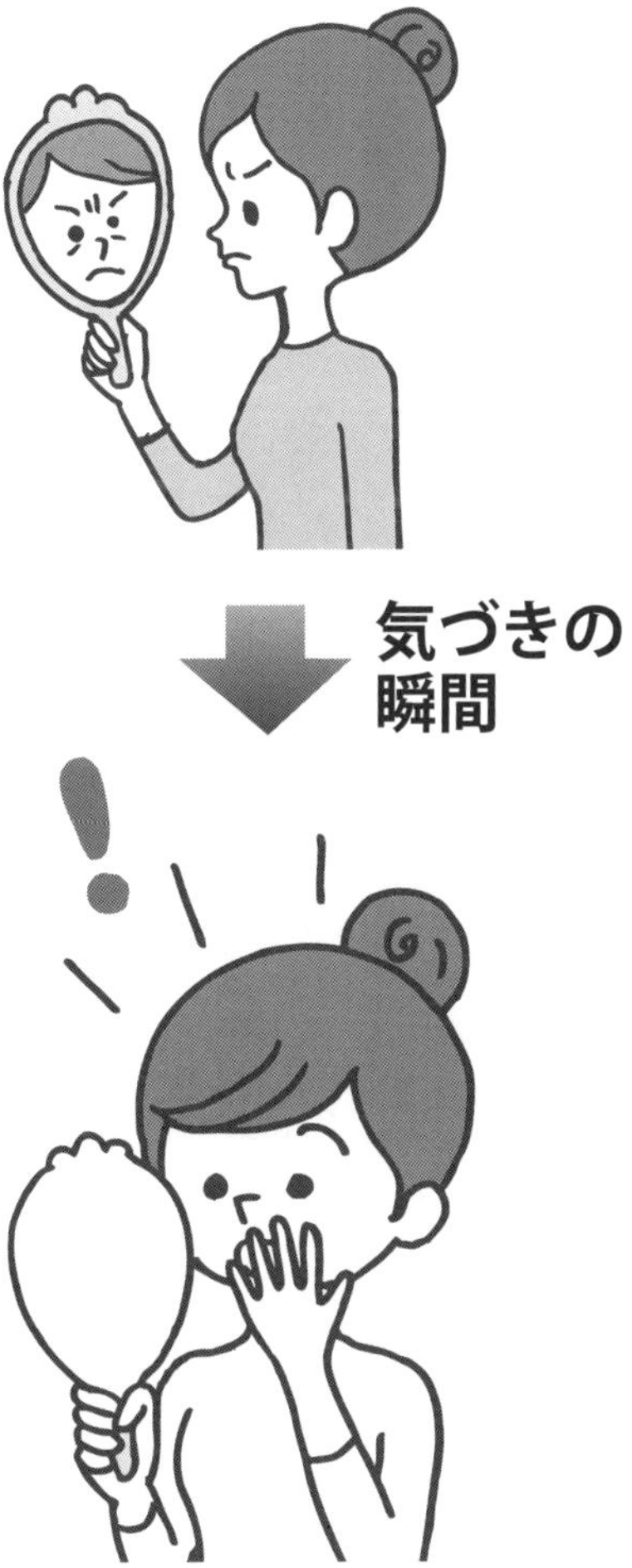

どうしても怒りが収まらないときは、
鏡で自分の顔を客観的に見てみよう！
ふと我に返って、冷静になれるかも。

ませんか？　不安や恐怖を感じているのはなぜですか？「肝」に負担のかかる生活をしていませんか？

怒りやイライラだけに限らず、その時々の事象と感情にはきっと意味があるのでしょう。その瞬間は受け入れられないかもしれませんが、早くその意味に気づければ、得した気分になります。感情は、あなたの身体や心の状態に気づかせてくれるのですから。

◎「魂」の最下位からの見張り役

心とは本当に不思議なもので、「これが心です！」と誰もが納得できるように説明するのは、とても難しいのではないでしょうか。昨今では何かと心が取りざたされるようになり、心が原因で体の不調があらわれるという考え方も定着してきました。

しかし、心のコントロールに加え、きちんとフィジカル（肉体）に目を向けることも大切です。心のテクニックを頭だけで理解しても、スピリチュアリティに傾きすぎても、バランスが取れなくなってしまうことがあります。身体を労わることが心に調和をもたらすことも忘れないでほしいのです。

調和とは、一定の波を打つような過剰な偏りのない状態です。そのような心でいるためには、**やはり体が楽な状態でなければなりません。**楽といっても、怠惰な生活を送ることではありません。**自分の身の回りにいる人や自然、モノやコトといった外側の環境に適応し、自分の心や肉体といった内なる自然（内側）と調和し、ちょっとしたことでは大きな波が立たず、大きな波がきても立ち直れるのが理想です。**つまり、変わらない軸と、変化できる波がある状態です。そのブレない軸と波には、「気」が大きく関わっています。

「気は心」（＝量は少ないが、真心がこもっていること）ということわざがありますが、そもそも心は目に見えません。気も目に見えないものです。そして気は目に見えないものでありながら、中医学では物質と捉えます。

そして中医学では、五臓六腑の状態が「気・血」という形で経絡をつたって体表の皮膚や筋肉にあらわれ、同時に心や感情のあり方にもあらわれると考えます。まさに心身一如といわれる所以でしょう。このような考え方は、**姿勢や動き、呼吸の状態が、自律神経やホルモンを介して、常に心の状態や内臓のはたらきとリンクし、つながり合っているということに共通します。**

本書では、感情を心の状態と説明しているところがありますが、厳密にいうと「心＝感情」ではありません。心は、頭（主に大脳新皮質）で考える理性と、体（大脳辺縁系を中枢とした内臓の感覚）で感じる感情や本能に分類できます。「頭で考えないで、体で感じろ！」という熱い言葉を聞いたことがあるかもしれませんね。

また、心理学では、「知」「情」「意」の三

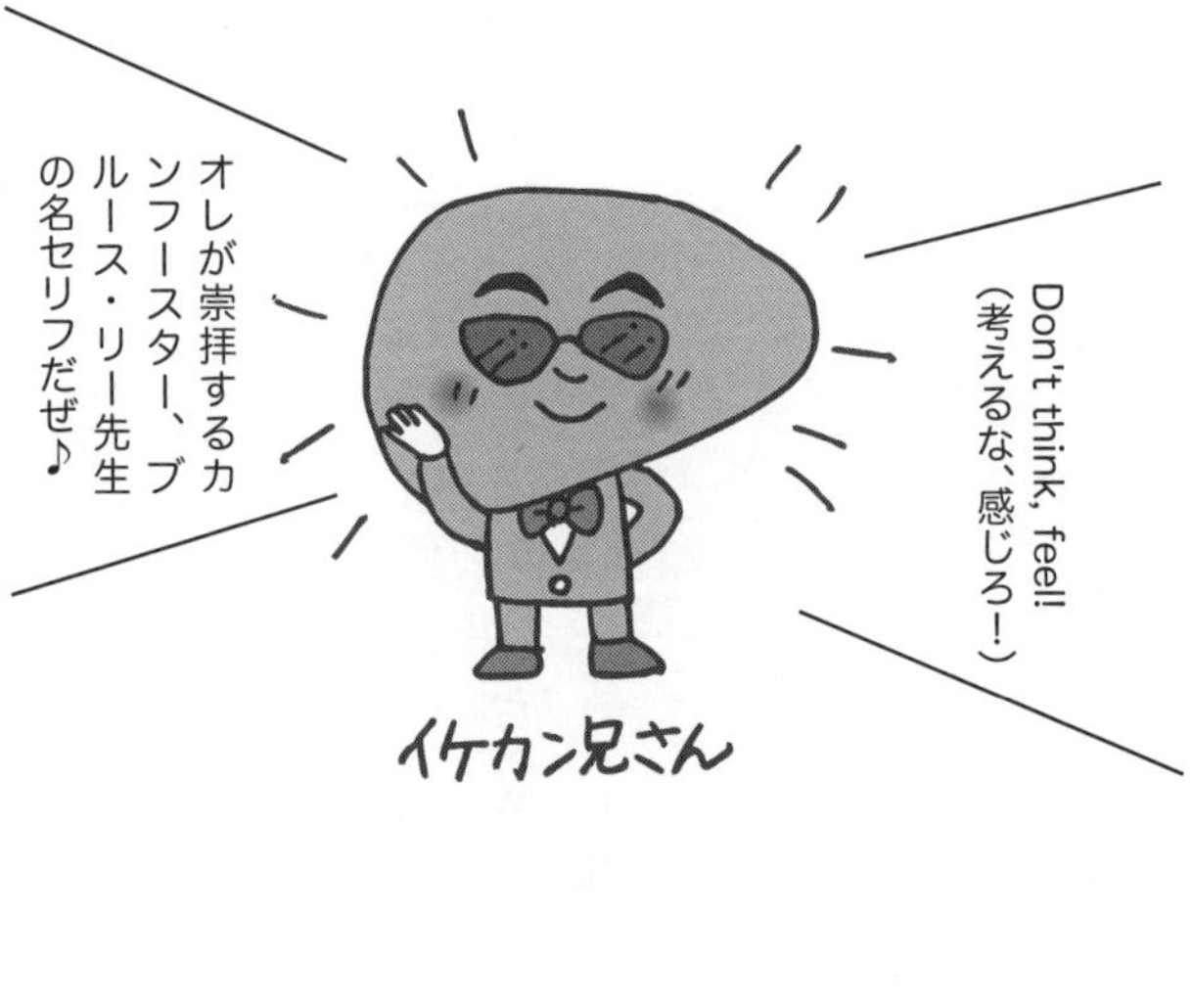
オレが崇拝するカンフースター、ブルース・リー先生の名セリフだぜ♪
Don't think, feel!
（考えるな、感じろ！）
イケカン兄さん

要素に分類する考えもよく知られています。「知」は知識や認知機能のこと、「情」は感情や情動のこと、「意」は意志を意味します。これらが相互に関わり合って、心が生み出されているという考え方です。

一方、古代中国では七情《しちじょう》という感情に加え、**五神**というものが存在します。「心」は神《しん》を蔵す。「肺」は魄《はく》を蔵す。「肝」は魂《こん》を蔵す。「脾」は意《い》を蔵す。「腎」は志《し》を蔵す。やはり、中医学では心を捉えるにあたっても、五臓を中心に考えます。つまり五神は、各臓が含み持っている気の種類（心のはたらき、精神）をあらわしているのです。

さらに私なりの解釈で説明すると、「神」は「腎」に宿る「精」とともに精神活動の大元で、顕在意識に相当するもの。「意」と「志」は、何かを思い、実行しようとする意志、日常における心に最も近いといえるでしょう。そして「魄《はく》」と「魂《こん》」は潜在意識に近いもので、魂《たましい》に近いものです。

そして、この中でとくに注目したいのが、「肝」に対応する「魂《こん》」です。

ただ、精神と最も関わりが深い五臓は「心」です。現在の脳と関わりが深い五臓は「腎」なので、混乱しやすいところですが、「心」と「腎」は上下で火と水のような関係を保ちながら、精神活動を支えています。そこに「肝」も関わるのです。五行における母子関係や肝腎同源という性質からみても、「肝」は「腎」とも「心」とも密接な関係です。つまり、**精神活動は、「腎」と「心」を中心に、「肝」の影響も受けているのです。**

対人関係など精神的な疲労（メンタルストレス）が強いときは、「肝」が疲れ、魂《こん》の悪い部分が抑えられなくなります。元気なときは抑えられているネガティブな感情が、顕在意識や理性を保つ精神に影響を及ぼしてしまう状態と考えてください。古代中国の考え方ではありますが、**「肝」を損なうと感情や精神状態の波をコントロールしにくくなるのです。**

小池寿子著『内臓の発見』には、神話の話とはいえ興味深い記述があります。人間を生み出したとされる神プロメテウスがゼウスによって十字架に縛り付けられているとき、夜になって大鷲がプロメテウスの肝臓を喰らっている絵があります。この絵には、肝臓が一夜のうちに再生するということと、肝臓が健全でない状態は「先見」といった超能力の条件であることが記されています。

それらを説いた古代ギリシャの哲学者プラトンは、人間の魂《たましい》が存在する場所は3つあり、最上層は脳、中間は心臓、低俗な魂《たましい》が肝臓に宿るといいました。そして**特殊な能力は、睡**

眠中や病気のときなど、知力が拘束されている異常な状態で起こりうるというのです。それは、最下位の魂《たましい》の見張り役である肝臓のはたらきしだいであることがわかります。

驚くべきは、古代東洋のみならず、古代西洋でも肝臓をこのように捉えていることです。ここから推察できるのは、肝臓の状態が精神状態に影響を及ぼすということです。肝臓疾患による精神状態も含まれる可能性はありますが、特別な感覚や能力というものが、健常に見える人にもあらわれる可能性がうかがえます。

また、人間は脳の機能のごく一部しか使えていないといいます。火事場の馬鹿力ではあ

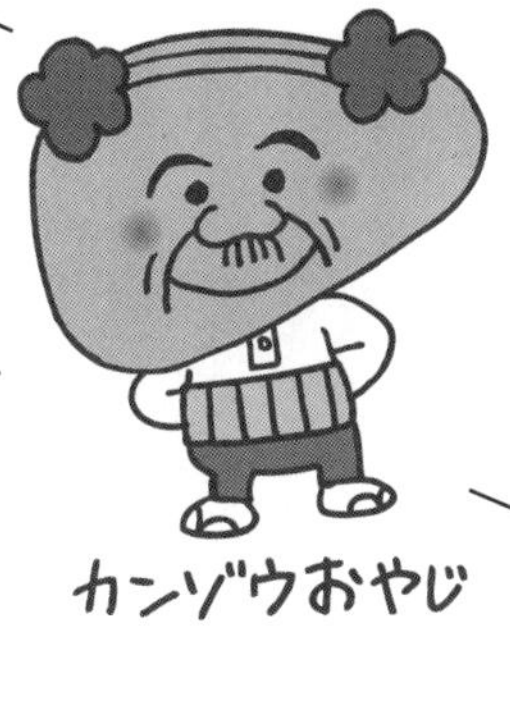

ワシの知力は、いつも冴えているのだ。九九も完璧なのだ。
だから、特殊な能力は持ってないのだ…。でもいつもUFOと交信してるのだ♪
カンゾウおやじ

りませんが、私たちは鍛錬や瞑想、経験や学びの中で自己成長していくことが理想なのかもしれません。

あくまで私の臨床経験における私見ですが、人に影響されやすかったり、人に多大な影響を及ぼす人の中には、「肝」を中心に五臓六腑のバランスを失っている人が多く見られます。健全な精神のためには、まず肝（キモ）が据わるように「肝」を労わり、他の五臓バランスを整えていくことが必要でしょう。

そして、何かものごとを成し遂げるには、強い意志が必要です。後天の気をつかさどる「脾胃」と先天の気を蔵する「腎」の状態が意志にあらわれるのです。意は「あれがいいか、こうしたらいいか」と考える心で、志はそれを実行し続けようとする心になります。

強い意志があれば、精神がブレないようにコントロールし、自分に必要なものを選べます。そのような状態は、魂《こん》による大きな乱れを受けにくいのです。意は「脾胃」と関わることから健全な食事が大切であり、志は「腎」と関わることからエネルギーの浪費を抑えることが大切になります。

第5章 聴こえてくる！肝臓の声とメカニズム

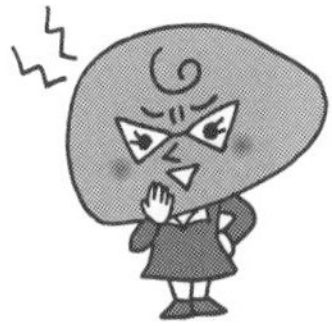

◎右くび、右肩に凝りや痛みがある？

この章では、肝臓とその周辺環境の声を拾うために、代表的な症状、兆候を紹介していきます。

ここでの症状、兆候は、あくまで中医学の「肝の臓」を中心に捉えた「身体の声」です。それは病気になってからあらわれる症状を意味するものではありません。**普段は気にしていなかったり、気になるけど放っておいたり、あたり前になってあきらめてしまっていることが、実は肝臓からのシグナルであり、「身体の声」**なのです。

後述の症状、兆候の複数にあてはまる人もいるでしょう。しかし、数が多いから悪いわけではありませんし、ましてや即肝臓の病気でもありません。ただ、そこには未病の段階である「肝臓の悲鳴」が含まれている可能性があるのです。ぜひ、ご自分の日常を思い出しながら考えてみてください。

肝臓の悲鳴の代表例として、右くびから右肩・肩甲骨にかけての凝りや痛みが挙げられ

ます。私の臨床経験上、肩凝りを自覚している方は女性のほうが多いように思います。とくに男性には肩凝りを感じない方も多くいらっしゃいますが、自覚していないだけで、実際には顕著な凝りがあったり、肩の筋肉に緊張が見られる方もいます。

肩凝りと一概にいっても、その部位や状態によって意味が異なりますから、来院された方に必ず記入していただくものがあります。ご自分の気になる部位について身体の絵に印を書き、痛みや辛さの程度をグラフ（ビジュアルアナログスケール）上に示していただくのです。そうすることで、ご本人の自覚と、私が触れたり見聞きすることで得られる客観的な見立てが、一致するかどうか比較できます。

痛みや不快感は主観的なものですが、必ずしも緊張している部位が自覚する辛さと一致するとは限りません。つまり、**左くび、左肩に凝りを感じていても、右くび、右肩が顕著に緊張していることもある**のです。そしてわかったのが、女性のほうが男性に比べて、右くびから右肩、・肩甲骨にかけて凝りや緊張が見られるということです。

その理由としては、利き腕への偏りや、普段の姿勢や日常的な癖が考えられます。鞄などをいつも右側で持つこと、仕事でパソコンのマウスを右手で使うこと、緊張すると右肩

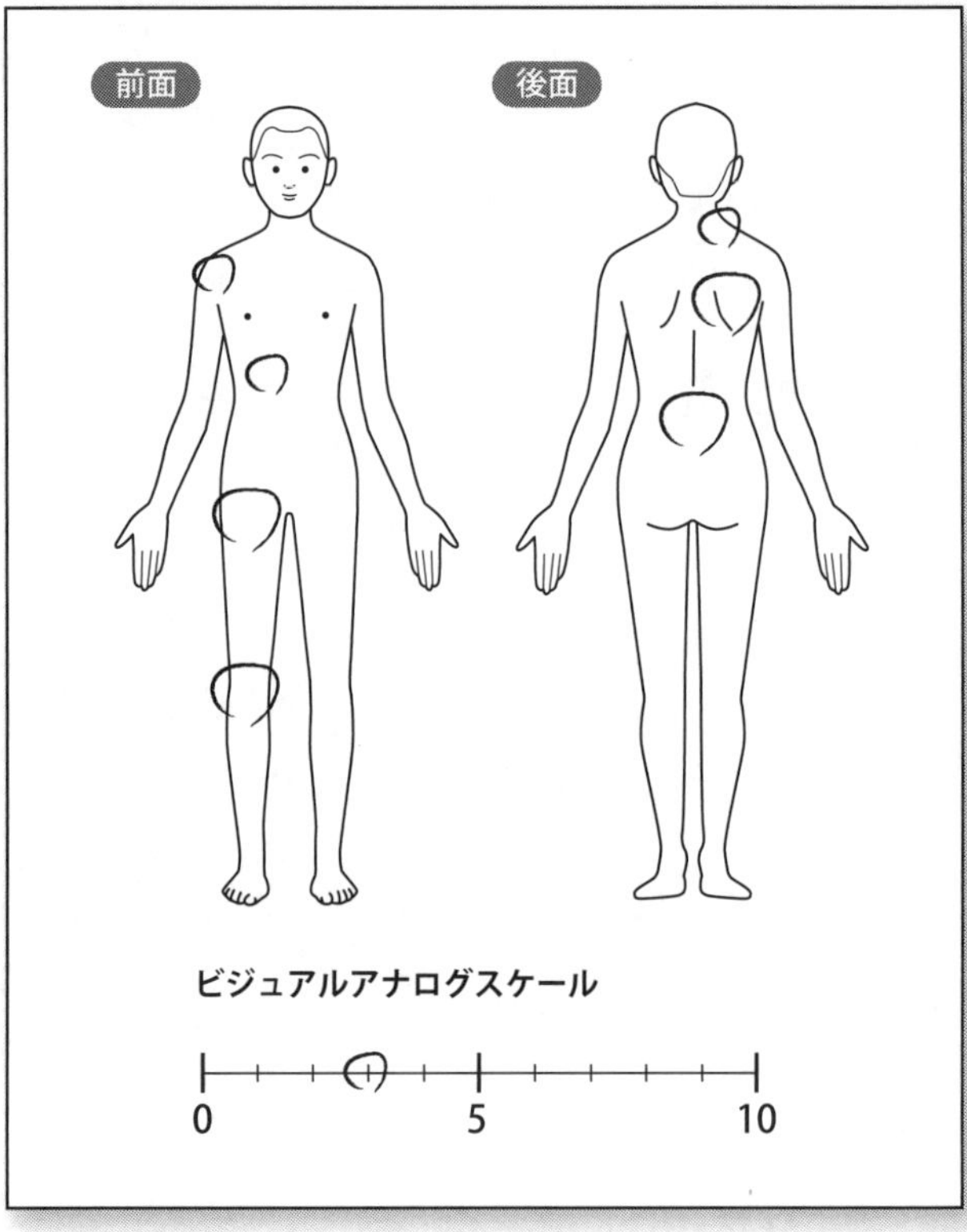
前面
後面
ビジュアルアナログスケール
0
5
10

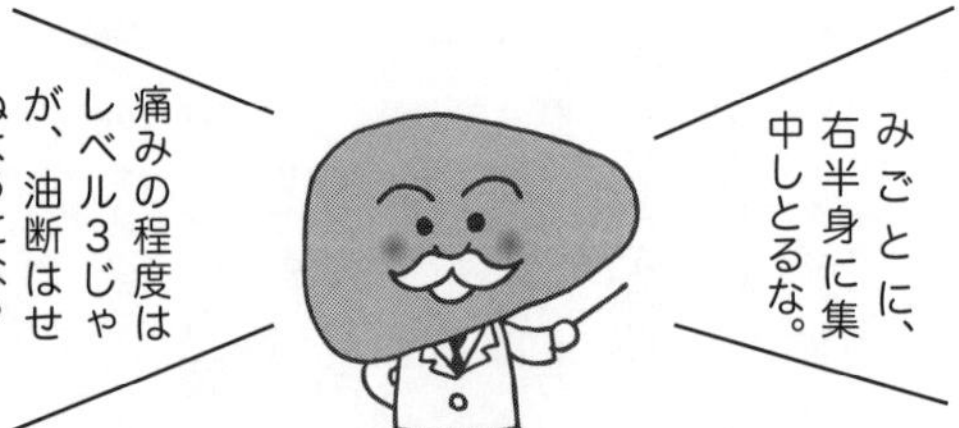
みごとに、右半身に集中しとるな。
痛みの程度はレベル3じゃが、油断はせぬようにな♪
ドクター・カーン

に力が入る癖、利き腕を酷使するテニスや野球（投球）など過去のスポーツ経験の影響もあるでしょう。また、骨盤や下肢の歪みを無意識に補正した結果として、右くび、右肩、肩甲骨にあらわれることもあります。いずれにしても、一部位が過剰に緊張した状態は解消する必要があります。

そして、右肩の凝りや痛み、緊張が、まさに肝臓の悲鳴であるケースがあります。とくに、月経のトラブルや婦人科系疾患で悩まれている女性に多いようです。理由として、肝臓と自律神経やホルモンバランスとの関わりが挙げられます。その場合、骨盤や腰にも緊張が見られることがほとんどです。

また、肝臓の疲労が原因となる右くび、右肩の兆候は、当然ながら男性にもあらわれます。30代男性の例を挙げましょう。彼は何年も前から、肝臓に関わる血液検査だけ異常に高い値を示していました。しかし、肝臓疾患の診断はされず、とくに問題ないということでした。彼の右肩周りはとても緊張して盛り上がっていて、右の肩甲骨はほとんど動きません。

とても仕事が忙しい方で、無理をしてしまうタイプでした。少し休めば改善するのですが、仕事ができる方で立場もあるため、なかなか体を休めることができません。私が肝臓の話を切り出すと、「そうなんです。私は肝臓の数値だけが異常に高いんですよ」と教えてくださいました。

意識が高く、感情のコントロールもできる方ですから、何より彼に**必要なのは休息と運動**です。それだけでも右くび、右肩の緊張が和らぎ、同時に肝臓を休められるでしょう

さて、肝臓の疲労は2つのタイプに大別できます。肝臓が弱っている状態と、肝臓がはたらきすぎている状態です。中医学では、「肝」の気（肝臓を中心としたはたらき）が弱く、前者のように疲れている状態を「虚」と考え、「肝」の気が強く、後者のように過剰にはたらいている状態を「実」と考えます。いずれも肝臓が疲労していますが、その状態は異なり、あらわれる症状やトラブルも異なります。

普段から時々右肩に手をあてる人がいますが、これは無意識に肝臓の疲労やメンタルストレスを周りに訴えている可能性があります。このような方は、もともと「肝」の気が弱い「虚」のタイプに多いように思います。肉体的にも精神的にも様々な影響を受けやすく、肝臓の疲労としてあらわれやすいので、不満を溜めるとちょっとしたことでもキレやすい

傾向があります。

一方で、先ほど例に挙げた30代の男性は、この反対の「実」のタイプの典型です。パワフルなので、仕事でも何でも人の上に立つことが多く、まさに将軍タイプといえるでしょう。普段は淡々と仕事をこなせますが、疲労が蓄積しすぎると身体も感情もコントロールできなくなってパンクしてしまいます。体力を過信せず、自らをセーブする必要があるのです。

要するに、陰と陽のバランスと同じで、偏りすぎは良くないということです。

◎「内臓体性反射」でくびや肩が凝る！

肝臓の状態は隣接する横隔膜にも影響し、横隔神経をつたって頸椎にその情報は入力されます。それに筋肉や皮膚が応答し、右くび、右肩、右肩甲骨周りの筋肉を緊張させたり、皮膚の痛みなどの感覚異常を起こすことがあります。

右側に多いのは、肝臓の位置と神経分布によります。肝臓や胆囊《たんのう》の問題から、右肩などに関連痛があらわれやすいのもこの原理です。このような一連の現象は、内臓体性反射という自律神経を介した反応です。無意識に起こる反応のため、知らず知らずのうちに右肩が緊張して凝り固まるのです。このような場合、右くび、右肩の痛みの原因が肝臓の疲労とは思わず、他に原因を求めてしまいます（もちろん、他に原因がある場合もある）。

右肩に緊張が長く続くと、痛みや不快な感覚が無意識のうちにストレスとなり、交感神経を優位にさせることがあります。これがまた肝臓のはたらきを低下させることになるの

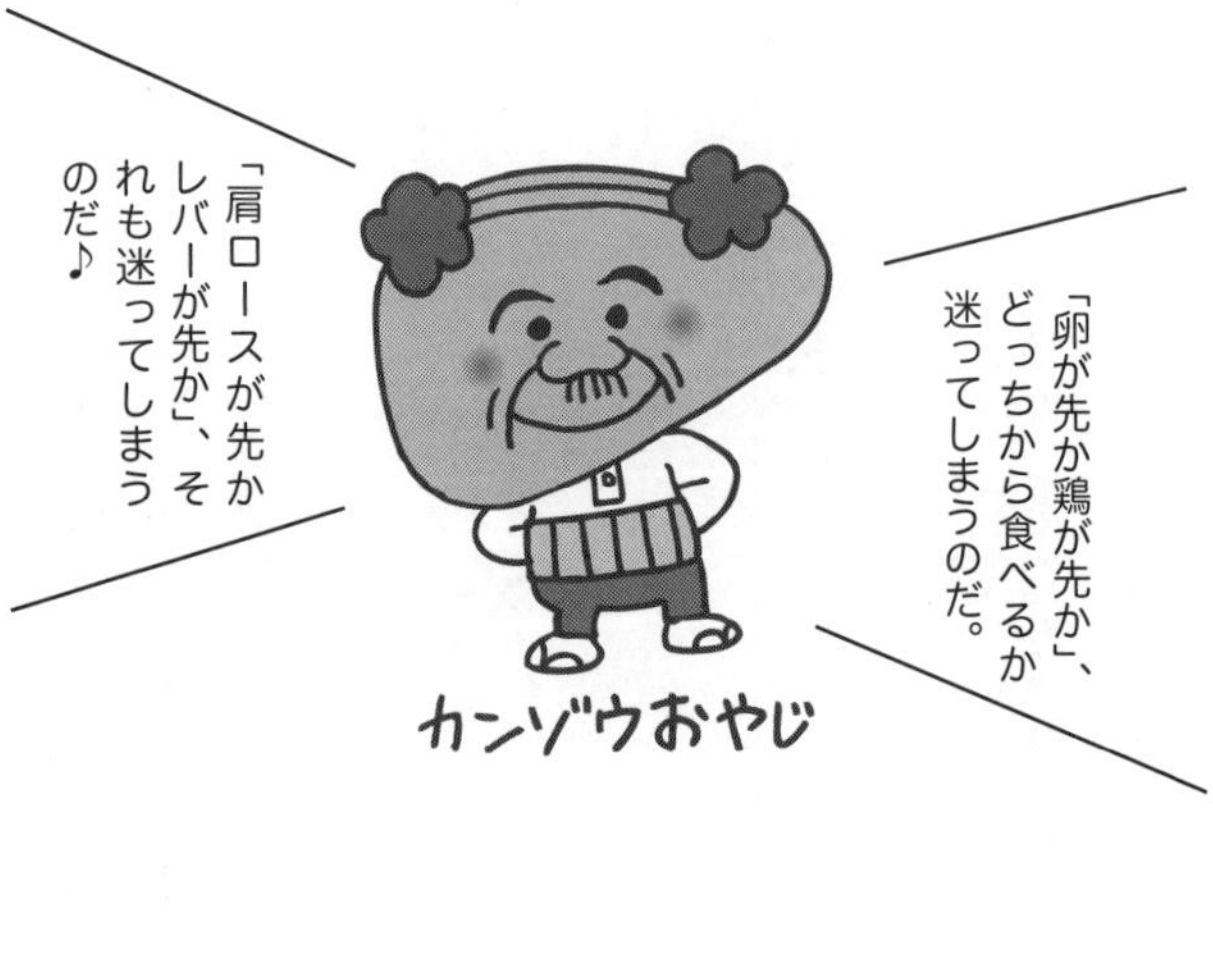
「卵が先か鶏が先か」、どっちから食べるか迷ってしまうのだ。
「肩ロースが先かレバーが先か」、それも迷ってしまうのだ♪
カンゾウおやじ

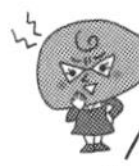

で、長期化すればホルモンの影響も加わります。まさに「卵が先か鶏が先か」「右肩が先か肝臓が先か」という話です。このような負の連鎖を断ち切るためにも、肝臓の悲鳴が小さなうちに何とかすべきでしょう。

◎気の流れ（経絡）から知る！ くびと肩の凝り

右くび、右肩の凝りや緊張について、ここまでは主に解剖学や生理学の観点で説明しました。一方、中医学では、くびや肩の凝りの多くを、「気滞《きたい》」「血瘀《けつお》」現象と考えます。つまり、ストレス状態と、血流が悪くなっている状態です。

中医学では、「不通則痛《ふつうそくつう》＝気や血が流れなければ、痛みを生じる」と考えます。つまり、気の流れをスムーズに行わせる「肝」のはたらき、「疏泄《そせつ》」がうまくいかなくなると、「気《き》滞《たい》」や「血瘀《けつお》」の状態となり、痛みを感じることになるのです。

実際の鍼灸治療では、くびや肩、背中の部位や症状、感覚の種類によって、主に関わっている五臓六腑が「肺」なのか、「大腸」なのか、「小腸」なのかを見ていきます。

また、肩には、肩凝りの名穴「肩井《けんせい》」というツボ（胆嚢《たんのう》に関わる経絡に属す）が存在します。肩が凝ったときに手をあてたくなる肩の盛り上がりが、ちょうどこの辺りです。ここは、肩凝りの筋肉としてもよく知られる僧帽筋が隆起しているところ。

「胆」と「肝」は表裏の関係性ですので、「肝」の問題が「胆」の経絡にあらわれます。そのため、肩井のツボに肝臓の状態があらわれるのです。「胆」の経絡は身体の外側にあり、「肝」の経絡は身体の内側にあり、互いに対をなしているようにも見えます。

「胆」のライン上では、筋膜の縮こまりがよく見られます。それは肩だけでなく、下肢や体幹、頭部にも及びます。ですから、こめかみや側頭部の緊張、頭痛は、「胆」や「肝」が関わっていることが多いのです。

ところで「肝」の経絡は、表面上はお腹の少し上で終わっていますが、実際には身体の奥深い部分で走行は続き、生殖器や目、頭のてっぺん（百会《ひゃくえ》）につながっています。途中、呼吸器系や上気道を意味する「肺」へとバトンをつないでいきますが、これも実に興味深いつながりです。経絡から考えても、気が滞り、自律神経が乱れることで、呼吸が浅くな

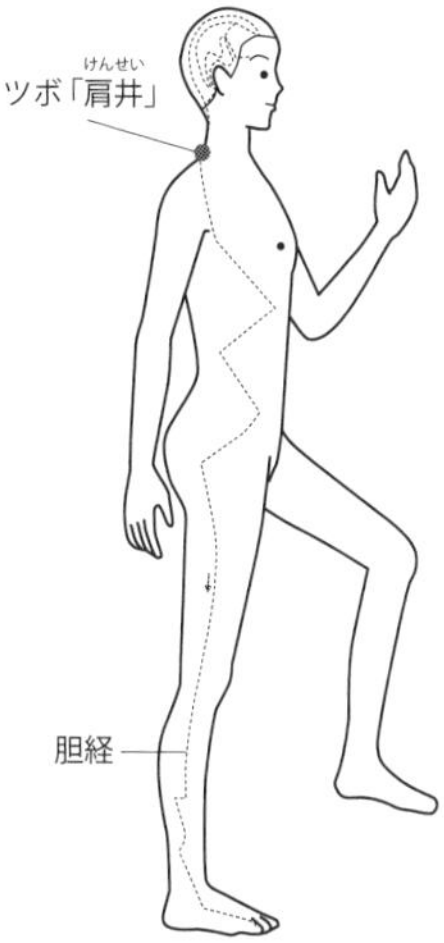
ツボ「肩井《けんせい》」
胆経

肩が凝ったとき、自然と手をあてたくなるところが肩凝りの名穴「肩井」。胆経に属するツボである。

肝経の走行は、身体の中を通って目や頭のてっぺんにつながる（図の点線部分）。

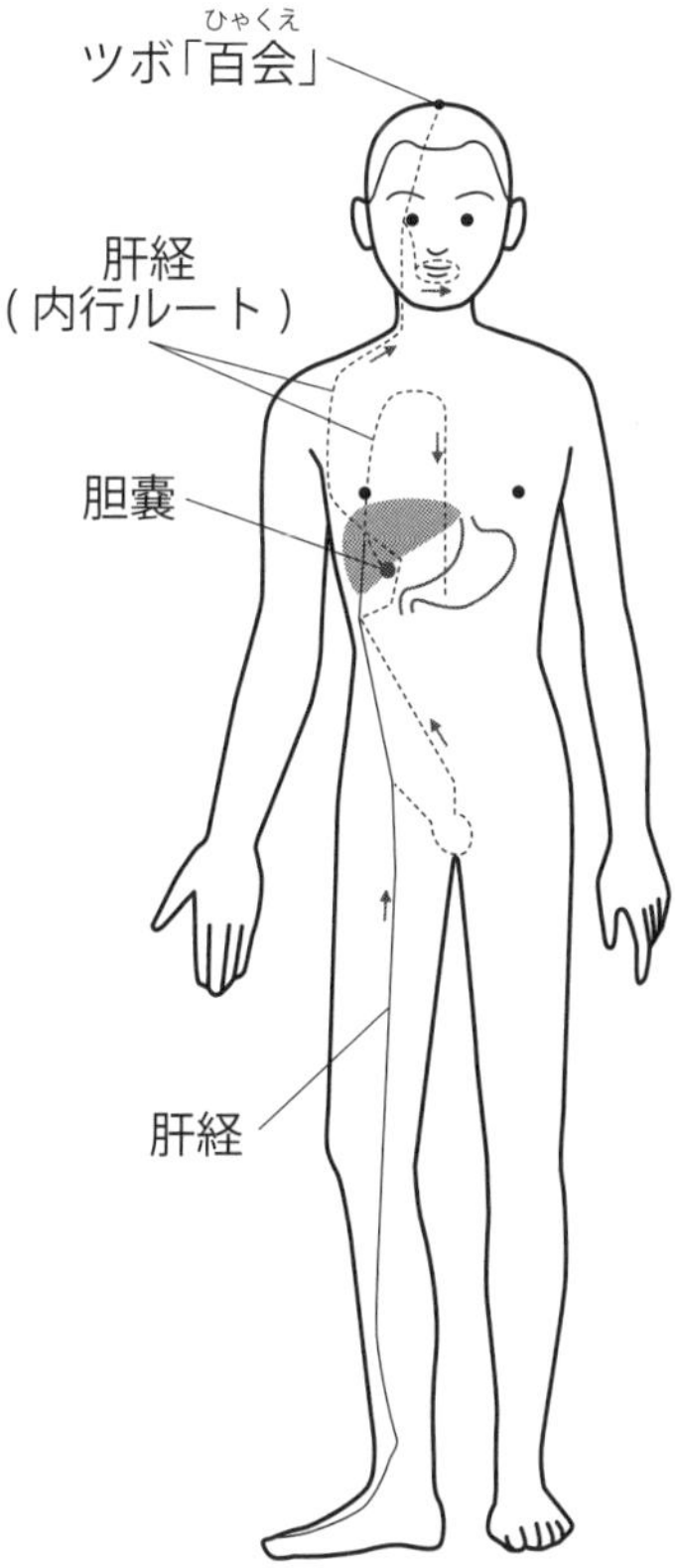
ツボ「百会《ひゃくえ》」
肝経
（内行ルート）
胆嚢
肝経

る状態が想像できるのです。

右肩の凝り、右肩甲骨周りの緊張が著しい方は、エクササイズやマッサージなどでまずその緊張を緩めましょう。それが、肝臓の疲労を回復させる近道になるのです。

◎イライラ、怒りを「観察」してみよう！

中医学の専門家同士では、クライアントの状態を「証《しょう》」という専門用語で伝え合うことがあります。例えば、「○○さんは肝鬱《かんうつ》として△△にアプローチしています」というように。「肝気鬱結《かんきうっけつ》」という「証」を略して「肝鬱《かんうつ》」と呼びます。これは、「肝」の疏泄《そせつ》機能がうまくいかず、気がうっ帯している状態です。

イライラや怒りの感情が溢れると、落ちこんで鬱っぽくなることもあります。そのような状態は本人の言葉だけではわかりませんので、脈が楽器の弦のように緊張してピンと張っているか（弦脈《げんみゃく》：「肝」に問題があるときにあらわれる脈の状態。交感神経が優位な状態や脈の緊張を意味する）、お腹や脇に張りや痛みがないか、ため息はどうかなど、あらゆる診察方法を用います。

日常の心掛けとしては、自分の状態を観察して、イライラする、気もちがふさがるなどの感情を受け入れることが大切です。イライラしやすいといった怒りの感情は、中医学では「肝」に対応するネガティブな感情ですので、「肝」が疲れている可能性があります。「最近イライラしやすいな、何であんなことで怒ってしまったのだろうか」といった感情の変化に気づくことが大切です。

周りの人を観察するときは、**普段と比べてイライラしているかどうかということをポイ**

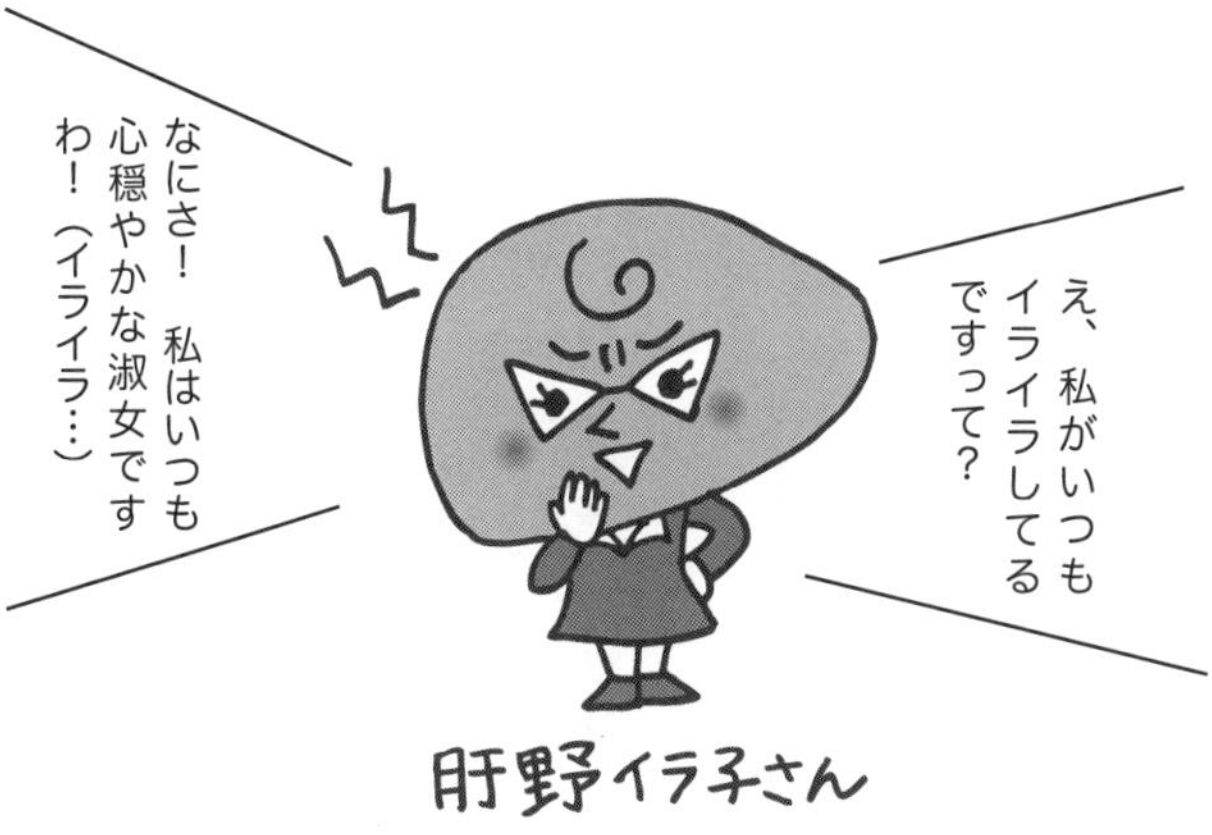
え、私がいつもイライラしてるですって？
なにさ！ 私はいつも心穏やかな淑女ですわ！（イライラ…）
肝野イラ子さん

ントにみてみましょう。生まれ育った環境の違いから他人の言葉遣いや態度が荒々しく感じたり、怖いと思うこともあるでしょう。例えば、普段からとにかくキレやすいヤンキーと、普段は優しいけど本当に怒らせたら怖いヤンキーでは、意味が異なります。

「いつも穏やかなあの人が最近イライラしている。些細なことで怒りを顕《あら》わにしていた」ということがあれば、それは普段とは違う状態（＝「肝」の異変）を示しているのです。

もちろん、「怒り」の感情が必ずしも悪いわけではありません。以前、男子フィギュアスケートの羽生結弦選手が、大会後に「思いっきり怒りの感情を使いましたよ」と話していました。そうやって**怒りの感情をプラスに使える、モチベーション喚起やパフォーマンスの向上に導ける能力は素晴らしい**ことですね。

怒りの感情なんてないほうが良いという人もいますが、それがなかったら人類は全く進化しなかったのではないでしょうか。ムダなものなんて何もないのです。大切なのは、怒りの感情を観察し、うまく付き合っていくことでしょう。

◎皮膚は内臓の「鏡」、美肌は肝臓と腸しだい！

健康や美容の話になると、活性酸素という言葉がよく登場します。活性酸素は本来、体内のウイルスを殺したり、老廃物の処理をしてくれるものです。しかし、余分な活性酸素は老化を進め、美肌の敵になるため、悪いイメージが圧倒的に強いかもしれません。

皮膚のトラブルの多くには、活性酸素が関わっています。慢性的に悩んでいる方もいるでしょうし、疲れたときにだけ皮膚の異常を感じたり、季節の変わり目にだけ症状が強く出る方もいるでしょう。

現代人に多いアトピー性皮膚炎や花粉症も、アレルギー反応によって引き起こされます。それらの症状にも、活性酸素が関わっていると言われます。皮膚は目と同様、とくに紫外線にさらされることから、その影響は密接です。

活性酸素は、生活習慣病の8〜9割に関わっていると言われます。中医学における「気《き》滞《たい》」の状態になると、活性酸素が体内で過剰になってしまうと考えられます。その状態が続くと、血液がドロドロになる「血瘀《けつお》」の状態や、血に熱がこもる「血熱」の状態につながります。そのような熱によって、アトピーや様々な皮膚症状を生じると考えるのです。
とはいえ、皮膚症状は誰にでもあらわれるわけではありません。「皮膚は内臓の鏡」なのです。五行色体表《ごぎょうしきたいひょう》を見てみましょう（122ページ参照）。「肺」と「大腸」が皮膚（皮毛）と対応しています。「肺」は鼻やのど、気管支などの上気道を意味しますが、皮膚も呼吸をすることから「肺」の状態として観察されます。

皮膚にあらわれる症状は「肺」だけに限らず、五行の相克関係（131ページ参照）にあたる「肝」や、その解剖学的な位置構造やはたらきなどから、肝臓と腸との密接な関係があります。

肝臓は、消化吸収されたものの解毒や代謝に関わっています。普段の食事の問題から腸内環境が悪いままでは肝臓も疲労してしまいます。吸収されたものは効率的に無毒化できず、汚れた血が体を巡ることになるでしょう。まさに美肌の敵です。こういったことが、皮膚の症状につながるのです。とくに**顔の吹き出物などは、「肝」の問題**です。もちろんアトピー性皮膚炎の体質改善を考える場合は、そう単純ではありません。五臓六腑の「肺」を中心に「腎」や「脾胃」の状態もみながら改善していく必要があります。

しかし、昨今の社会背景から考えると、食事や睡眠といった生活習慣や対人におけるメンタルストレスの影響は計り知れないものです。そこに「肝」が関わっているのです。皮膚の症状ですので、外用薬もタイミングしだいで効果があるでしょう。ただし、皮膚症状があらわれやすい方や繰り返している方であれば、過去の環境や生活習慣を思い出しながら、根本的な見直しが欠かせません。

◎肋骨の痛み、ため息が出るなら、気の流れを改善！

私の治療院には、脇や肋骨の痛みを訴える方が意外に多くいらっしゃいます。ヘルペスウイルスの後症状やひどい咳が続いた後などの原因が見あたらないのに、季肋部《きろくぶ》や脇の下、肋骨辺りに痛みを感じることもあります。

実はこのような症状も、中医学では「肝」の問題をあらわすサインで、胸脇苦満《きょうきょうくまん》とか胸脇張痛《きょうきょうちょうつう》と言われるものです。このような症状は、「肝」のはたらきが過剰になっていたり疲労していたりして、気滞《きたい》の状態であらわれる兆候の1つでもあります。

とくに原因が見あたらないといっても、このような症状があらわれる前に、精神的に負担のかかることがあったケースがほとんどです。

あるとき、普段温厚で寡黙な男性が、急に右季肋部《みぎきろくぶ》から肋骨の痛みを訴えて来院されました。病院ではとくに問題もなく、肋間神経痛だろうと言われたそうです。とくに原因となるようなきっかけも思いあたらないといいます。

しかし話を伺っていくと、2日前に会社で憤慨する出来事があったことを話してくださいました。真面目で我慢強い性格の方ですから、そのことを奥様にも言えなかったようです。このように**強い感情の変化を抑えこんでしまった後に、肋骨の痛みがあらわれやすい**のです。

また、**気滞《きたい》の状態があると、無意識のうちに大きなため息を繰り返す**のも特徴です。実は、大きなため息は呼吸法の1つになります。なぜなら、深く大きく息を吐くことで、自律神経を調節しようとする生理現象だからです。緊張しっぱなしの交感神経優位な状態から、リラックスしている副交感神経優位な状態へとシフトさせるスイッチといえます。

まさにこの呼吸法の天才である高齢の男性クライアントがいました。施術中もタイミングを見計らっては、「ハッ！ハッ！ハ〜、ハッ！ハッ！ハ〜」と繰り返すのです。初めは何が始まったのかと思いましたが、それをやっていると調子が良いそうなので、なるほど、これは彼なりの健康法なのだと感心したものです。

それは誰かに教わった方法ではなく、自分なりの呼吸法だそうです。生理現象である、ため息を誇張して、体のリズムを作っているのでしょう。

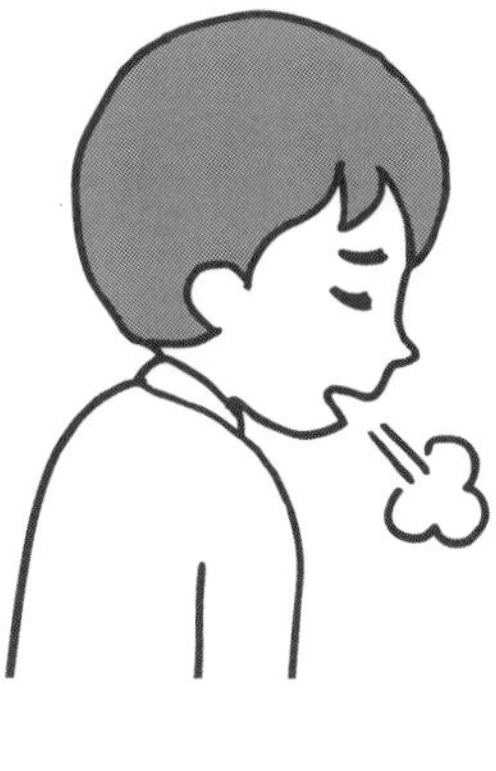

無意識に出るため息は、自律神経を整える生理現象だった！お腹から大きく息を吐けば、心身がリラックスできるはず。

◎まず、「浅い呼吸」「空咳」に気づけるか？

先日、ある打ち合わせをしていたとき、一人の女性は自分の呼吸が浅くなったり止まっていることに気づくことがあると話していました。もう一人の男性は、そのような経験はなく、とても考えられないということでした。確かに、普段、自分の身体がどのような状態か気づけなくても不思議はありません。**改めて呼吸に意識を向けたり、体に触れることでわかる**ことだからです。

呼吸が浅くなるにも原因があります。例えば上司に怒られたことや、強い責任感、あるいは負けず嫌いが原因だとしても、長期的になれば自律神経は乱れ、呼吸も浅くなります。**そのようなとき、必ずといっていいほど呼吸に関わる筋肉に短縮や緊張が見られます。**

とくに、鎖骨の下にある、烏口突起《うこうとっき》という烏《からす》のくちばしのようにとがった骨のやや内側少し下の部分に強い緊張が見られます。ここは、ボディービルダーでおなじみの大胸筋と、その下にある小胸筋がクロスしている部分です。線維が交差しているため余計に硬く、押すと痛みを感じやすいところです。

ちょうどここに「肺」の経絡に属する「中《ちゅう》府《ふ》」という大事なツボがあります。このツボは、「肺」の気《き》滞《たい》を解消する効果が期待できます。「肺」の「気《き》滞《たい》」とは、感情の変化や風邪などによって、呼吸が浅くなっている状態をイメージするといいでしょう。ですから、**この部分が緩むだけで急に呼吸が楽になり、気もちもリラックスし、肩凝りも軽減します**（187ページでマッサージ方法紹介）。

また、浅い呼吸とともに空咳が止まらない人がいますが、そのような方もきまって、呼吸に関わる筋肉が緊張していることがわかります。

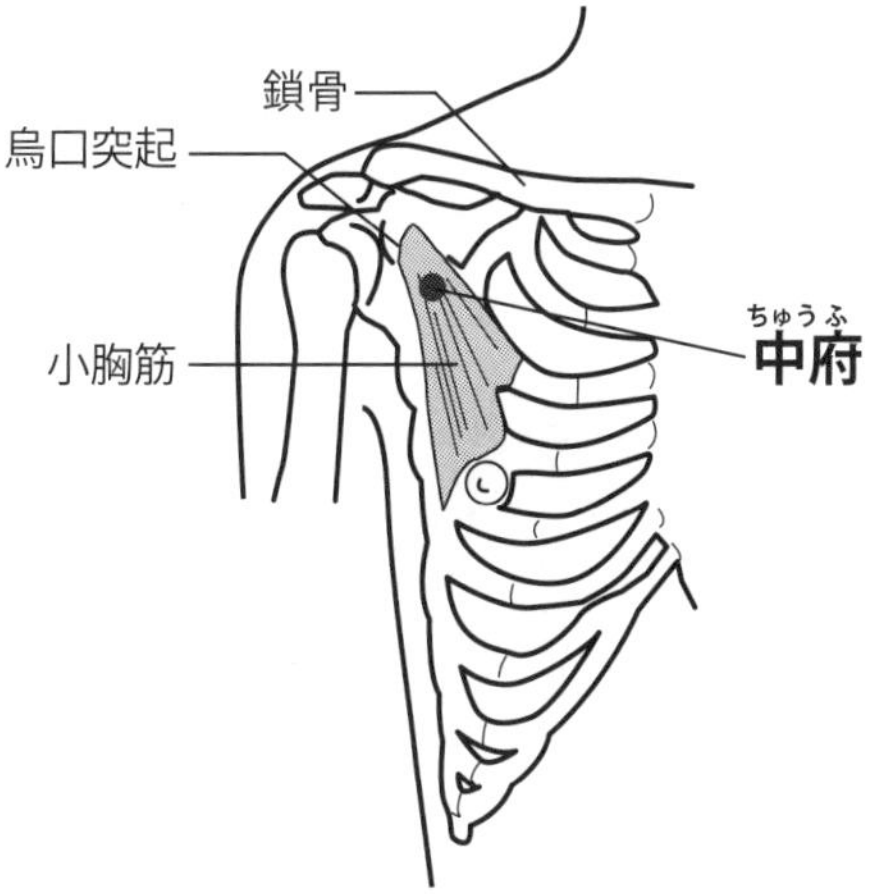

「肺」の系脈のツボ「中府」にアプローチすると、深い呼吸がしやすくなり、心もリラックスできる。

このような浅い呼吸は、中医学においては「肺」と「肝」のセットで起こることがほとんど。もともと呼吸器が弱い方は、メンタルストレスなどで「肝」がバランスを崩すと、「肺」にまつわる呼吸器系の症状や、肩凝り、上半身の緊張などの症状があらわれやすくなるのです。

呼吸が浅いと、横隔膜の動きも小さくなります。この状態は自律神経にも良くないうえに、さらに問題があります。それは、横隔膜に密着している肝臓を中心に、内臓のマッサージ効率を落とすことです。

深くゆっくりとした呼吸は、換気率（1回の呼吸において空気を換気する割合）が高いうえに、内臓がマッサージされて消化吸収の動きやお腹の中の体液循環も高めます。**深い呼吸でしっかり息を吐いて胸腔に陰圧ができると、注射器のように血液が肝臓に集まる還流をサポートしてくれるのです。**つまり、真のリラックスによってこそ肝臓も楽をすることができるのです。

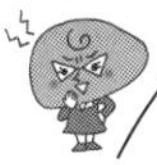

◎おなら、体臭、口臭、匂いのシグナル！

日々施術をしていると、クライアントの中には、リラックスしたせいか、ついおならが出てしまう方もいらっしゃいます。もし恥ずかしくても、おならは我慢しないでほしいのです。匂いが気になるならそれは体のシグナルですから、対策を講じましょう。

そもそも中医学では、相手の症状だけにとらわれず、望《ぼう》聞《ぶん》問《もん》切《せつ》という4つの診察方法によって、その人の状態「証」を見立てます。そのうちの「聞」に、匂いを嗅ぐことが含まれます。さらに便や尿の色を見たり、声の張りや咳の音、質などを聴いて判断するのです。

その際、やはり匂いのきついおならは良いものではありません。便や尿でも同じことがいえます。私自身も、毎日自分の便や尿をチェックしているので、匂いがきついときは、体調を確認したり、前日に食べたものなどから反省することもあります（ただ、時々お酒の席で刺激物を食しながらその場を楽しむことは、私にとってこの上ないリフレッシュになりますので、そこはあまり気にしていません）。

ところで、匂いのきついおならは悪玉菌が腸で繁殖している証拠。その原因の1つに、肝臓のはたらきが低下して、胆汁の生成が不十分であることも。**胆汁が腸内の脂肪分を十分に乳化できないため、その脂肪分が腐敗して悪玉菌の餌になってしまうのです。**おならで出ればいいのですが、お腹が張ってしまうこともあります。

また、睡眠不足などで肝臓が疲れていると、デトックス機能も低下し、汚れた血が体を巡ることに。その影響は、口臭や体臭にもあらわれます。私たちのように人と接する仕事では、相手に不快のないように体臭や口臭にも注意を払う必要があるため、スタッフ間でもエチケットとして牽制しあっています。

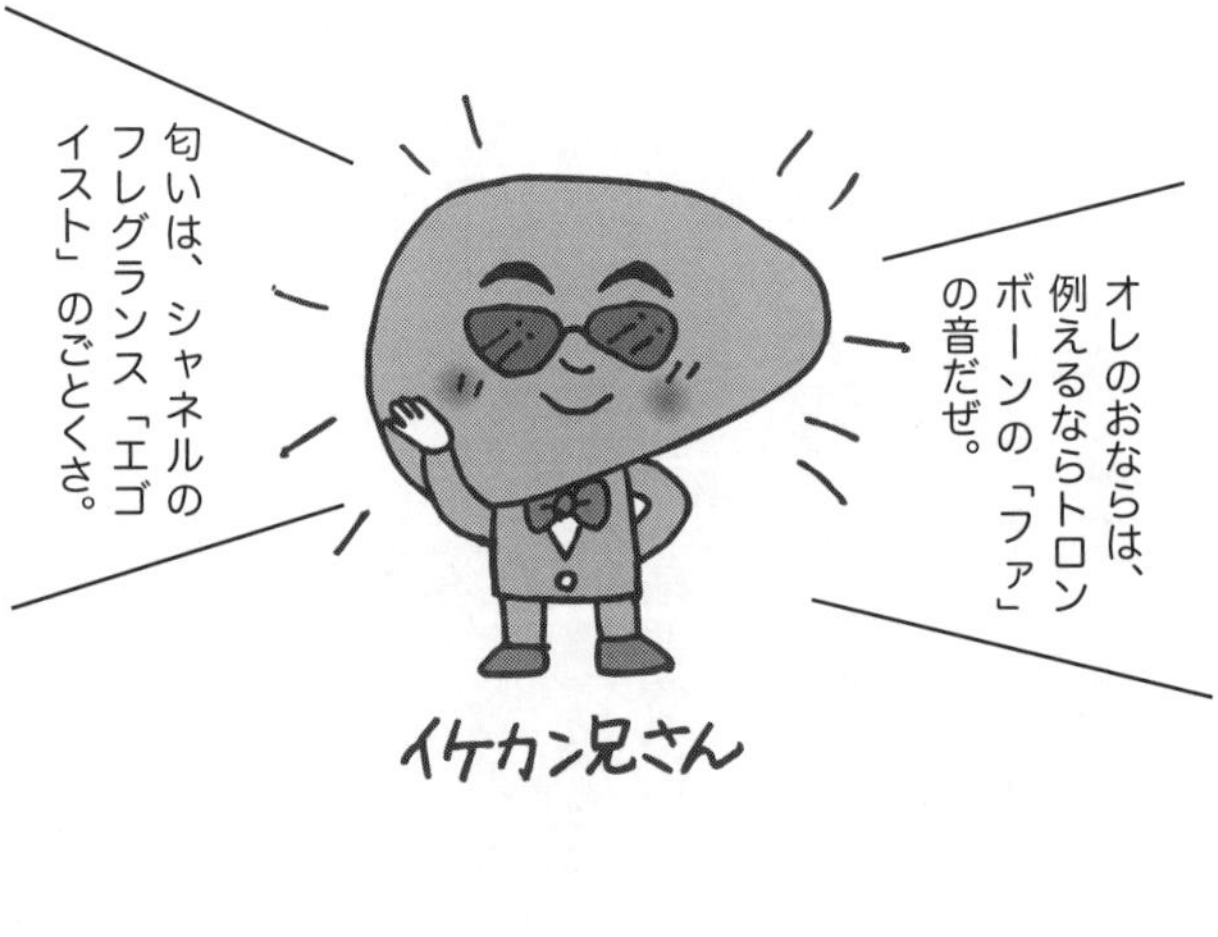
オレのおならは、例えるならトロンボーンの「ファ」の音だぜ。
匂いは、シャネルのフレグランス「エゴイスト」のごとくさ。
イケカン兄さん

実際、肝臓の疲労がこのような匂いとしてシグナルを出していることもあるのです。ですから、ブレスケアやボディデオドラントで凌ぐだけではなく、肝臓を労わることが大切です。やはり自分の内側から変化させていくことが理想といえるでしょう。

◎目の状態は、まさに「肝」のあらわれ！

中医学では、「肝」は血の貯蔵庫であり、「肝は目につながる」と考え、目は五臓六腑の中でも「肝」と深いつながりがあると考えます。第1章で説明したように、目にはその人の精神状態がとくに映し出されます。しかしここでは、少し狭い意味で、目のトラブルと「肝」の関係を紹介していきます。

五行色体表《ごぎょうしきたいひょう》（122ページ）を見てみましょう。**目は「肝」の状態があらわれ見える孔《あな》**と考えられています。目に「肝」の血が十分に行き渡れば、必要な栄養や潤いが行き渡ります。**それがうまくいかなくなると目を滋養できず（「血虚《けっきょ》」）、眼精疲労やドライアイ、**

目のかゆみ、かすみ目、視力の低下などの目のトラブルが生じます。

現代人に多い目のトラブルは、パソコンやスマートフォン、テレビゲームの普及によって増えています。眼鏡の売れ行きが急増している背景には、国民レベルで視力の低下が著しいことも関係していると言われます。

眼精疲労や目の充血、ものもらい、白内障など、目のトラブルは多くありますが、近年、目の血行による影響も注目されています。紫外線や目の使いすぎ、メンタルストレス、姿勢などによって目の血行が悪くなります。そこには肝臓の疲労が関わっている活性酸素や自律神経の影響も考えられるでしょう。加えて、中医学でも「肝」がドロドロ血の「瘀《お》

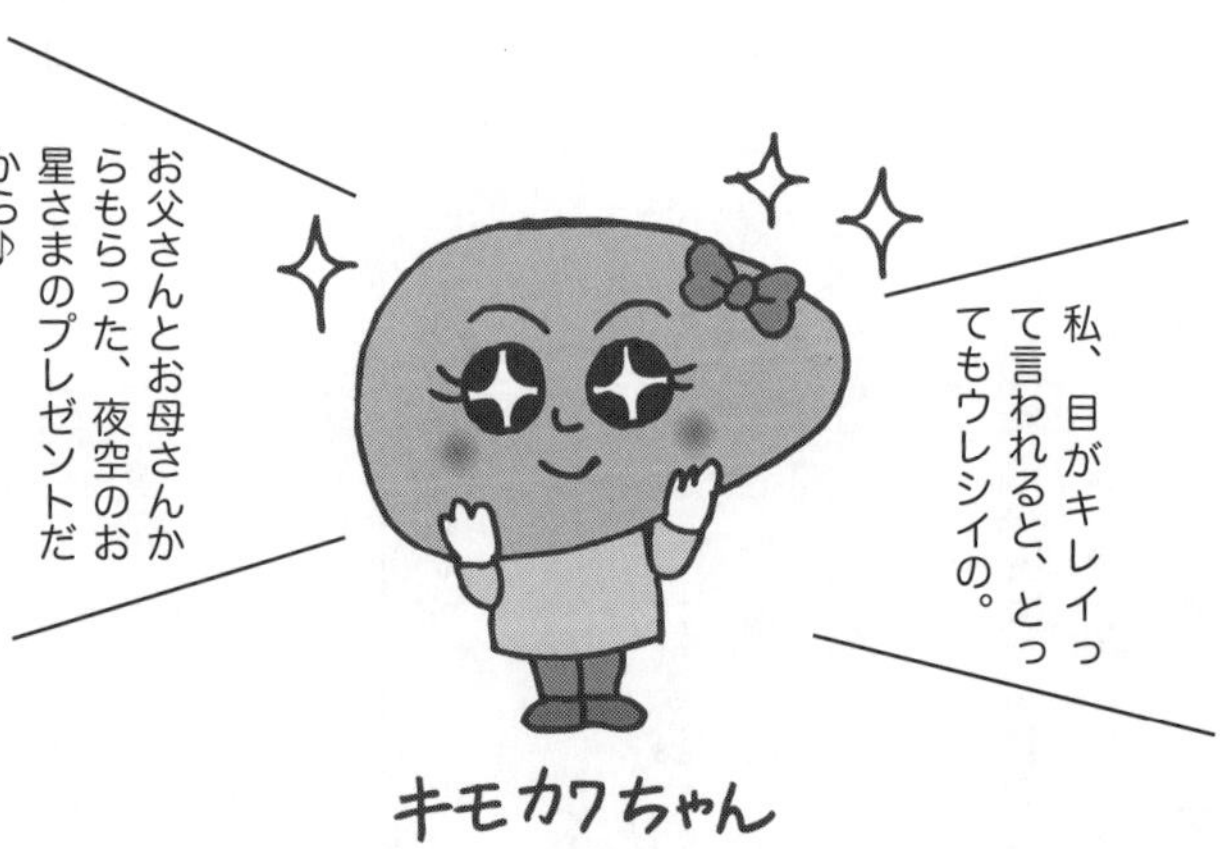
私、目がキレイって言われると、とってもウレシイの。
お父さんとお母さんからもらった、夜空のお星さまのプレゼントだから♪
キモカワちゃん

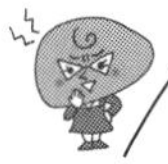

血《けつ》」と関わっています。

ここで、主要な抗酸化物質であるグルタチオンを紹介しましょう。グルタチオンは肝臓で多くつくられており、グルタミン酸、システイン、グリシンという3つのアミノ酸からできています。体のサビを取ったり（抗酸化）、アンチエイジング（老化防止）のはたらきがあるうえに、肝臓のはたらきを助け、白内障の予防にも貢献するスグレモノ。このようなことからも、中医学で「肝」と「目」がつながっているのもうなずけます。そして美白やシミ予防にも関わっているグルタチオン、ますます女性はほっとけないでしょう。

また、とくに「肝」が疲れているシグナルの1つに、羞明《しゅうめい》というものがあります。ちょっとした光でも、いつもより眩しく感じることです。仕事で疲れると、蛍光灯の光やパソコンの画面の光ですら辛いという方もいらっしゃいます。ましてや、「太陽の光なんて耐えられない！」という感じなのだとか。このような状態は、はたらきすぎだから休んでほしいという身体（もちろん「肝」も）の悲鳴なのでしょう。

さて皆さんは最近、涙を流していますか？　五行色体表《ごぎょうしきたいひょう》には五液というものがあり、「肝」には涙が対応します（122ページ参照）。中医学では、涙が異常に出る状態と、反対に涙の分泌が少ないドライアイの状態は、どちらも「肝」に異常があると考えます。

ところで、年を取ると涙腺が緩くなって涙もろくなるとよくいわれます。これは人生経験が豊富になることで人情深くなるからでしょうか。もしかしたら、年齢とともに肝臓が疲労しやすくなるせいもあるのではないかと私は考えています。年齢を重ねるうちに、背骨や肋骨、肩甲骨で形作られる胸郭の動きが少なくなり、横隔膜もスムーズに動かなければ交感神経優位の状態になり、肝臓に負担がかかるからです。

もっとも、涙を流すことは、浄化して体をリセットしようという体の反応ともいえます。泣くことは、笑うことよりも免疫力を高めることが知られていますから。私も時々、涙を流してリセットしたいと思うのです。

◎筋肉の痙攣は、メンタルと「肝」の失調かも？

肝臓と筋肉は密接な関係があることは既に述べました。それでは、肝臓の声として実際にどのようなシグナルが筋肉にあらわれるか紹介しましょう。

よく見られるのは筋肉がピクピクする痙攣で、中医学では筋惕肉瞤《きんてきにくじゅん》といい、現代では線《せん》維束性収縮《いそくせいしゅうしゅく》といいます。これはまぶたの周辺など、顔の筋肉によくあらわれます。

先日、ある女性がお子様の受験でストレスフルな状態が続いていたせいか、目のまわり、とくに下まぶたの痙攣があらわれていました。ご友人が同じような体験をしていたことから、心理的な影響の可能性があることを知ると安心したそうです。

中医学ではこのような症状も、「肝」の失調により、血《けつ》が筋肉を滋養（栄養）できなくなることで生じると考えます。実際のところ、

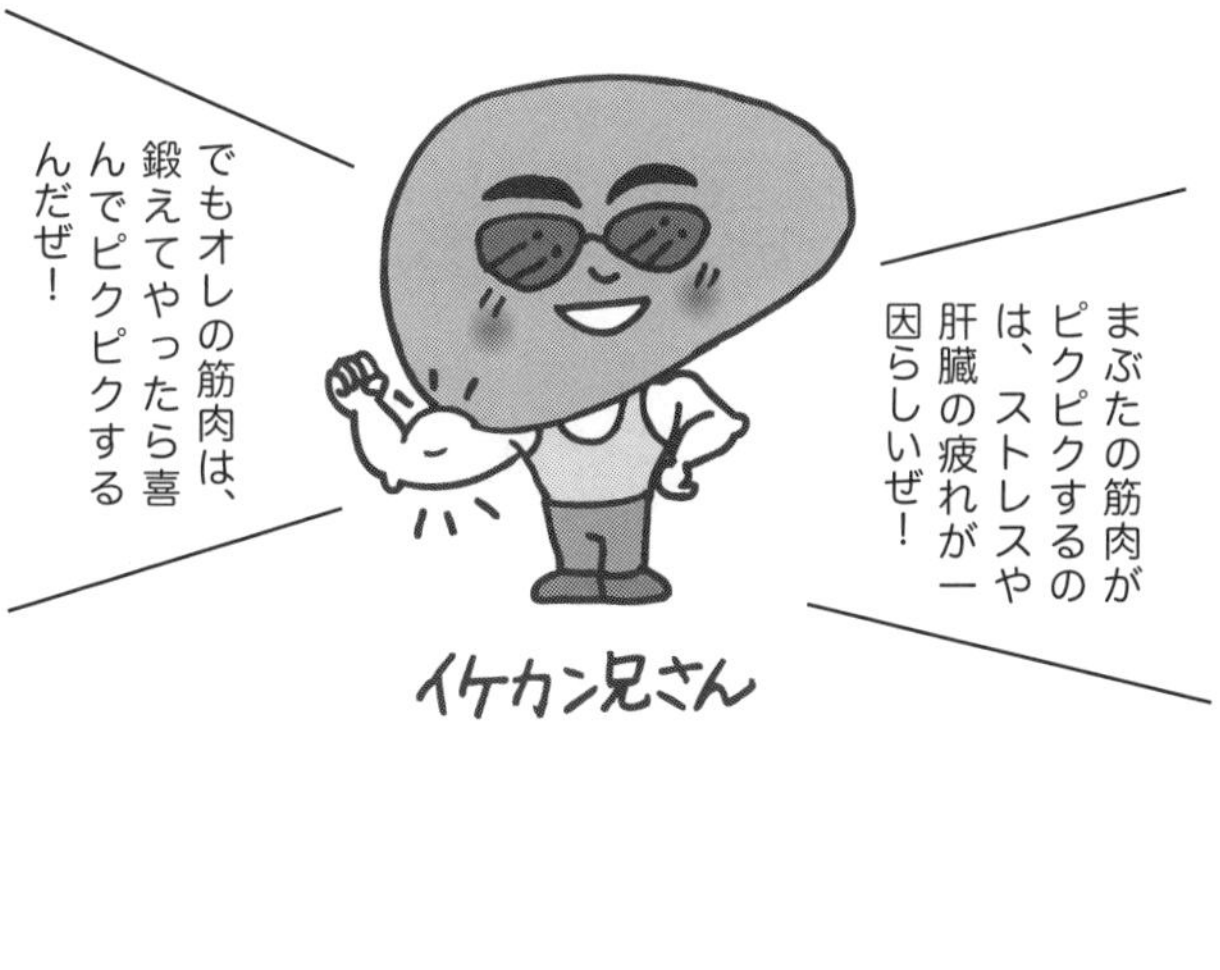
まぶたの筋肉がピクピクするのは、ストレスや肝臓の疲れが一因らしいぜ！
でもオレの筋肉は、鍛えてやったら喜んでピクピクするんだぜ！
イケカン兄さん

血《けつ》が栄養できなくなるのは、心理的な問題から血《けつ》自体が不足（「血虚《けっきょ》」）したり、血《けつ》を運ぶ気が滞ることが原因としてあります。

顔には、食べ物を噛む咀嚼筋と、表情を作る表情筋が存在しています。このうちとくに表情筋に痙攣やときに顔面神経麻痺が起こります。西洋医学ではこれらの原因は諸説に分かれますが、私は経験的にまず、「肝」を中心に考えます。

もっとも、顔には「胃」「小腸」「大腸」といった消化器系の経絡が流れていますし、顔の筋肉は発生学的にも腸管内臓の鰓《えら》が進化したものです。つまり、消化器官（肝臓を含む）の状態が顔にあらわれるのです。また消化器系はネガティブな感情の影響を受けやすく、それも顔にあらわれると考えられるでしょう。

対策としては、消化器系を整えることはもちろん、心身が疲れているときは寒風などの環境要因も受けないように気をつけることです。

ただし、頸椎の問題やその他の病気が原因で、手足の筋肉が痙攣する場合もあります。症状が長引いていたり、他に気になる症状があれば、病院を受診するようにしてください。

さらに補足ですが、中医学では「肝の華は爪」「爪は筋の余り」という考え方があります。

つまり、**「肝」の状態を表面にあらわす部位として爪を観察します。また同時に、爪は筋肉の状態もあらわしているのです。**

近年では、ネイルアートをされている女性も多く、実際の爪の状態が観察できないこともしばしばあります。まずは一度、ご自分の爪をよく観察してみるといいでしょう。爪の状態は、日によって意外と違うものです。

◎痺れや痛みなど、感覚のシグナルの原因は？

皮膚が痺れたり感覚が鈍くなるなどの症状も、中医学では「肝」の問題を中心に考えます。現代医学の観点では、脳や脊髄といった中枢神経の問題はもちろん、椎間板ヘルニアや脊柱管狭窄症、糖尿病などの病気が原因のことがあります。他にも、**末梢神経が筋肉の緊張によってしめつけられたり、筋肉の凝り（トリガーポイント）が原因となって痺れや痛みを起こす**こともあります。

強い精神的ストレスがあると肝臓に負担がかかるだけでなく、自律神経によって筋肉の血流が少なくなって老廃物が蓄積します。その結果、酸欠による痛みなどが誘発されやすくなります。長期化したり怪我などがきっかけでトリガーポイントを形成すれば、今度はそのトリガーポイント自体が、その場所だけでなく離れた部位に痛みや痺れといった感覚異常を引き起こすこともありえます。

肝臓の疲労と交感神経優位な状態は、普段から関係する筋肉の緊張状態を作りやすく、筋肉を覆っている筋膜の形状を固定してしまいます。**形状記憶した筋膜は、本来の筋肉のはたらきを失わせるだけでなく、強い感情におけるストレス状態も体の感覚として記憶させている可能性がある**のです。

生活習慣や、非日常的な運動、アクシデントによって筋肉や骨格を傷めることもあるでしょう。ただ、同じことをしても筋肉や骨格を傷める人とそうではない人がいるのはなぜでしょうか？　また、1年前の自分はそうはならなかったのに、ただの加齢なのか、今の環境が1年前と違うのか、といったことを考えてみることも大切です。

ちなみに中医学では、手足の痙攣やふるえ、めまいなどの異常を総称して「風《ふう》」といいます。風のように動くという意味です。

◎腰痛、現代ではメンタルが要因？

中医学で腰痛といえば、真っ先に考えるのは「腎」の問題です。中医学において「腎」は「腰の府」とされます。つまり、腰＝「腎」で間違いはないのですが、現代の腰痛には、そこに「肝」も深く関わっています。

五行において「肝」は筋と関係があり、「腎」は骨や髄と関係があります。「肝腎要」という言葉通り、いずれも重要なところです。また、「腰」という字は「月」＋「要」で成り立っています。「月（にくづき）」は肉体を意味するため、肉体の要が腰ということです。

「肝」と「腎」は、「精血同源」や「肝腎同源」としてセットとして考えられます。どちらもエネルギーに関わり、一方が弱っても双方に影響を与え合う関係です。

「腎」には、生まれながらに両親から授かった生命エネルギーが備わっています。肉体労働が中心の時代なら、加齢による肉体の衰えからあらわれる腰痛が多いでしょう。しかし、現代はデスクワークが中心となり、対人関係におけるメンタルストレスや社会不安が強い時代です。**運動不足から筋力が低下し、心身のリフレッシュもできず、不安や恐怖、**

怒りといったネガティブな感情が「肝」と「腎」を傷めることで、腰痛が国民病になっているのです。

腰痛対策には、骨盤や腰椎、脊髄からつたわる神経、周りを支持する筋肉が調和を保つことが必要です。まずは、下半身の柔軟性向上と強化から始めると良いでしょう。そうすると腰を含めた下半身が安定し、緊張しやすく呼吸が浅くなりがちな上半身や、人の評価を気にしすぎている意識などにも変化が期待できるでしょう。

◎生理のトラブルこそ「肝」と「腎」！

女性の生理（月経）と「肝」も、密接な関係があります。これは前述の腰痛と同様に、中医学では「肝」だけでなく「腎」とともに関わりを考えます。

中医学では、女性の体のリズムは7年ごとに変化していくと考え、7歳頃に歯が生え変わり、14歳頃に初潮を迎えます（個人差あり）。中医学では、天癸《てんき》というものがあらわれて初潮が始まると考えますが、これは女性ホルモンのことを意味しているのでしょう。

「腎」のはたらきに含まれる副腎では、女性ホルモンも男性ホルモンも合成しています。とくに閉経後は卵巣ではなく副腎で女性ホルモンが合成されるので、更年期症状とも密接です。

また、中医学における「腎」には、子宮や卵巣のはたらきも含まれます。そこに、「腎」と相生関係の「肝」が関わるのです。加えて**「肝」の経絡は、生殖器を通っています。**

中医学では「肝」と「腎」に加えて、「脾胃」の「脾」も女性の生理とは密接と考えます。そして、この「肝」「腎」「脾」の3つの経絡が交差する部分に、女性にとっては欠かせない「三陰交《さんいんこう》」（189ページ参照）という経穴（ツボ）があります。私の経験上、**生理にまつわるホルモンバランスや、付随する腰痛、腹痛、頭痛などに対して三陰交《さんいんこう》は実に効果的です。**まさに「先人の智慧」といえるでしょう。

他に、生理のトラブルでお悩みの方には、腰の筋肉（とくに腰方形筋）の「志室《ししつ》」というツボの部位に異常な緊張や硬結《こうけつ》が認められることがあります。

まだ私が鍼灸マッサージ師として駆け出しの頃、放送作家の卵だった20代女性を診させていただく機会がありました。本人の自覚症状は肩凝りと倦怠感でしたが、右肩と左下腹部の緊張と、左腰に異常なほどの硬結《こうけつ》が認められました。ご本人に確認しながら、左腰を中心にマッサージを行いました。帰りには表情も明るくなり、脈状も変化をしていたので、良い施術ができたと思っていました。

　すると2日後に、その方のお母さまからご連絡があり、菓子折りをいただきました。なんでもお嬢様は、2年以上生理が来ていなかったというのです。それが、施術の翌日に生理があり、大変お喜びになってご挨拶にきてくださったというわけです。このような例は1度や2度ではありませんので、マッサージの効果に再現性があることがわかります。

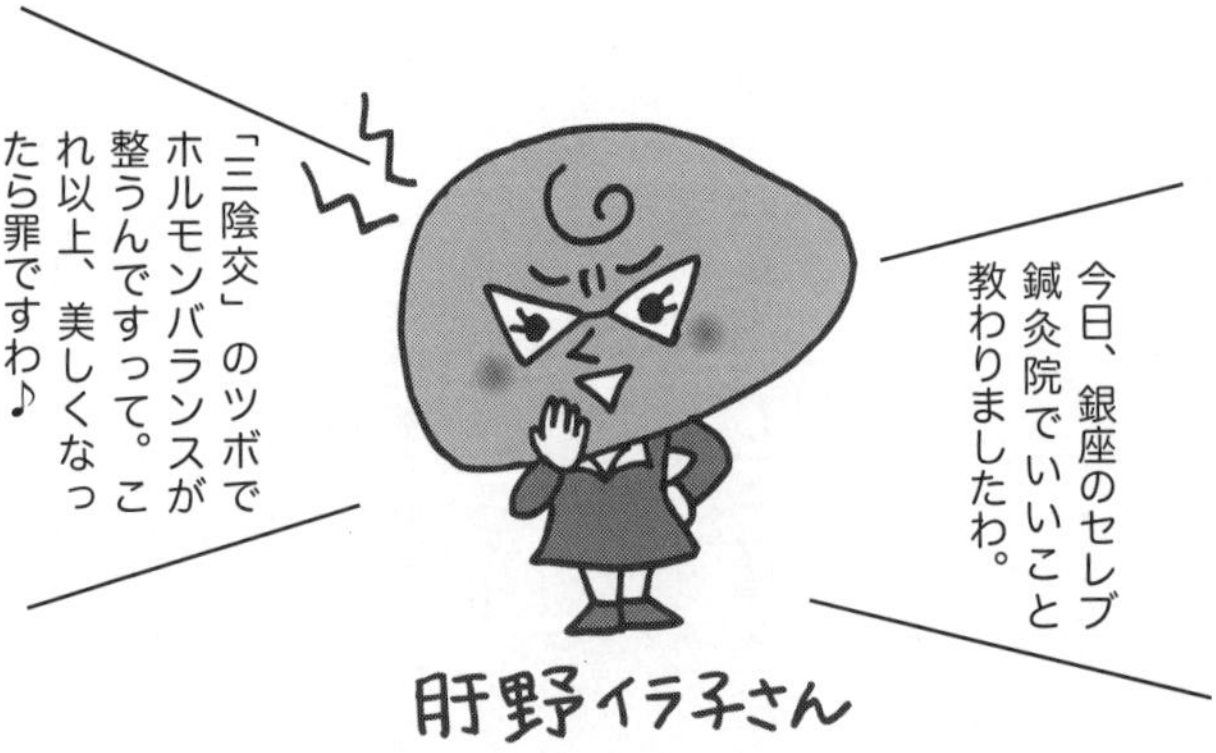
今日、銀座のセレブ鍼灸院でいいこと教わりましたわ。
「三陰交」のツボでホルモンバランスが整うんですって。これ以上、美しくなったら罪ですわ♪
肝野イラ子さん

しかし、凝り（硬結《こうけつ》）があれば必ずその部位をマッサージすればいいというものではありません。ときには、押してはいけないケースもあります。

また、生理のトラブルは、周期や経血量の問題、生理前の身体や心の問題、生理中の痛みなど、症状は多岐にわたります。それらの原因が子宮や卵巣などの疾患であれば、専門の医師による診断と治療が必要になるでしょう。しかし、肝臓の疲労から感情や自律神経が変化し、生理のトラブルに影響を与えうることも考えられます。改めて生活習慣や普段の心の状態を見つめ直すことが大切だといえるでしょう。

◎食欲がなく疲れやすいなら、消化器系に注目！

食欲がないと、真っ先に浮かぶのは胃腸のトラブルでしょう。胃や腸管の蠕動《ぜんどう》運動や胃酸分泌の低下が原因の場合があります。他にも肝臓や膵臓《すいぞう》など、消化器系は全体で協調してはたらいていますので、食欲不振も肝臓疲労の1つのシグナルかもしれません。

例えば、**精神的ストレスが強く影響して食欲がなくなった場合、中医学では「肝気犯胃《かんきはんい》」という「証」を立て、その状態を捉えます。これは、「肝」と「胃」のバランスが崩れた状態で、みぞおちや胃の辺りに痛みがあらわれます。**

「脾胃」というセットで考えることが多い「脾」は、脾臓だけではなく膵臓《すいぞう》のはたらきも含んでいると考えます。「脾胃」と「肝」は相克関係からバランスを崩しやすく、消化器系のトラブルとしてよくあらわれるのです。

「脾胃」のはたらきの低下によって、疲労倦怠感や食欲不振、出血しやすく血が止まりにくい、食後すぐに眠気におそわれる、お腹が張りやすい、といったことがあらわれます。このような症状は、現代医学の観点から肝臓とその周辺環境をみていくことでも説明できます。

胃や腸と比べると、消化器系として忘れられがちな肝臓ですが、自律神経や精神情緒との関わりが深いことを考えれば、肝臓の疲労を回復させることが慢性的な消化器系の不調を改善するきっかけにつながるかもしれません。

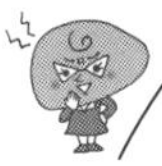

◎性生活の問題は、メンタルストレス解消から！

　性生活も現代では偏った形になってきているように思います。草食系男子や肉食系女子といった言葉からわかるように、社会全体が変化し、バランスを崩しかけているようです。

　とくに、**男性のEDや不妊の原因となる精子形成異常などは、中医学では主に「肝」と「腎」が関わっていると考えます。**「腎」はエイジングをあらわしますが、年齢を重ねることで性機能が減退することは自然なことです。しかし、現代で問題になるのは、むしろ若い年齢層でしょう。そこには、メンタルストレスの影響という点から「肝」を考えていく必要があります。

　生殖器は「肝」のエネルギーラインである肝経が通過していることから、陰茎や睾丸の痛みなどは、「肝」の症状として捉えます。また、肝臓自体がホルモンと関わり、副腎の性ホルモンとも相互に関わり合っていることを考慮しても、中医学的に「肝」と「腎」を高めていくことが大切だとわかるでしょう。

　そのようなことから、メンタルストレスの対処はもちろん、食事や呼吸、運動などのアプローチから生活を見直し、まずは肝臓本来のはたらきを取り戻していくのです。

◎いきいきと生きるための肝(キモ)!

最後にもう一度、中医学の病因論を思い出してみましょう。不調が生じる原因です。内因は感情の問題、外因は異常気象やウイルスなどの感染症に相当します。そして不内外因は飲食不摂生、労逸《ろういつ》、労倦《ろうけん》、房事過多《ぼうじかた》(性生活の過剰)、外傷、瘀血《おけつ》、痰飲《たんいん》などであり、ざっくりといえば生活習慣のことです。

不内外因について、もう少し詳しく見ていきましょう。

労逸《ろういつ》とははたらきすぎのことで、労倦《ろうけん》ははたらかずに怠惰な生活を送ることです。つまり、**適度にはたらいていることが理想**なのです。無理してはたらきすぎると、どんなに食事や運動に気を使っていても「肝」と「腎」がすり減ってしまいます。とくに睡眠不足は肝臓の敵です。

また、とくに男性にいえることですが、過度な性生活（房事過多《ぼうじかた》）は「腎」を害い、「肝」をも蝕みます。過ぎたるは及ばざるがごとしです。それは、たとえ良いと言われることであっても同じです。食べ物でも、薬でも、おせっかいでも……。

外傷については、骨折や捻挫などで、昔は蛇や犬に噛まれたりといったことも意味していました。これらはしっかりと治癒しておかないと、それによって生じた血の流れの悪さ（瘀血《おけつ》）から、2次的な病気の原因になることもあります。

痰飲《たんいん》は、中医学の気・血・津液《しんえき》（水）における津液《しんえき》の代謝障害によって形成された水分が、やはり2次的に病因となるものです。と

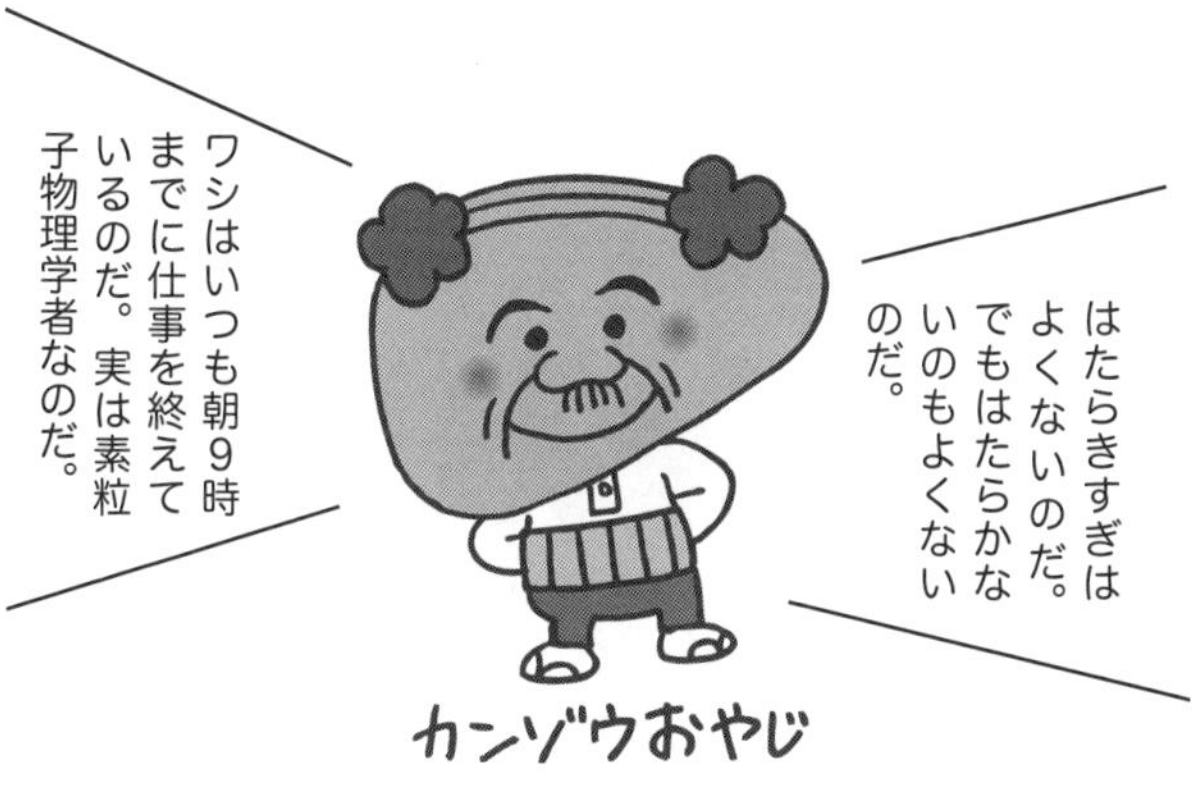
はたらきすぎはよくないのだ。でもはたらかないのもよくないのだ。
ワシはいつも朝9時までに仕事を終えているのだ。実は素粒子物理学者なのだ。
カンゾウおやじ

くに「肝」と直接関わりが深いのは、血《けつ》の異常である瘀血《おけつ》ですが、いずれにしても2次的な病因となる前に手を打つ必要があるのです。

普段から節度を守り、適度な運動や質の良い睡眠を心掛け、気もちいい呼吸で感情をコントロールしながら、内なる自然に耳を傾け、自分をとりまく自然と上手に付き合っていきたいものです。

「沈黙の臓器」と言われる肝臓は、中医学の観点から捉えると、むしろいつもシグナルを出し続けているところだとわかります。しかし多くの方は、お酒を飲みすぎたり検査で異常がなければ、肝臓は大丈夫と思っているのです。

現代西洋医学の「肝臓」と中医学における「肝の臓」は全く同じではありませんが、「肝の臓」には、まぎれもなく肝臓のはたらきが含まれています。

肝臓は全ての臓器を元気にする司令塔です。脳も胃腸も、肝臓が元気でなければ本来のはたらきができなくなってしまいます。また、肝臓は私たちが心身のバランスを保って生きていくうえで最も大切な自律神経、免疫、ホルモンなどと密接な関係があるのです。

実はそのことに、数千年の歴史がある中国医学ではもちろん、古来の日本人も直観的にわかっていました。それは、「肝が据わる」「肝に銘じる」「肝試し」などの言葉にあらわれています。**肝臓が心にも関わっていることを先人はわかっていたのです。**これは、**常に不安を抱えて生きる、私たち現代人にこそ大切なことではないでしょうか。**

元気に生きることと、疲れながら生きることは、大きく違います。肝臓の疲れに気づき労われば、気というエネルギーがスムーズに流れます。現代の言葉で例えるならば、深い呼吸が自然と行われ、心も何かに執着しなくなるのです。そして、自律神経も本来の波を取り戻すでしょう。**まずは自分とその周辺環境を知ることです。それが肝臓の気もちをくむことになり、健やかにいきいきと人生を送る肝（キモ）なのです。**

本書では、できるだけ中医学の専門用語は省略し、中医学を日常に活かせるように具体例を入れて説明しました。何より大切なのは、役立つ情報をわかりやすく伝えることだと思ったからです。

人間という自然そのものに起こる現象を、西洋医学と中医学、相互に通じる共通言語で理解できれば、今後の医療や新しい健康観に役立つでしょう。それは専門家だけの知識にとどまらず、皆様の健康の質を高めることにつながると信じています。

おわりに

最後までお読みいただきありがとうございます。

日々クライアントと向き合い、体を預けていただく中で、いつか本書の内容を世の中に伝えていきたいと思っていました。

この思いをすぐに理解し、賛同してくださったBABジャパンの東口社長、最後まで、常に前向きに本書の可能性を信じ続けてくださった編集者の森口敦様にお礼申し上げます。また、いつも支えてくれる家族とスタッフ、それからご愛顧くださるクライアントの皆様にも感謝致します。


本書でも触れましたが、私自身、以前はとくに肝臓に負担をかけていました。現在もはたらきすぎ（労逸《ろういつ》）を自覚しています。そのため、本書は「肝臓を労わろう」という自分への戒めの意味も含んでいます。

読者の皆様にとって、本書が楽にいきいきと人生を送るきっかけになれば幸いです。

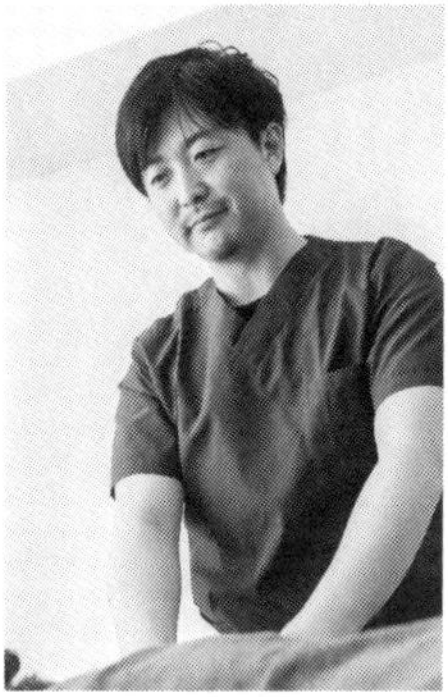

著者◎石垣 英俊　Hidetoshi Ishigaki

静岡県出身。臨床家の父に鍼灸治療を師事。2004年に開業し、体の痛みや不調に悩んでいる人々へ、よりよい施術、環境、アドバイスを提供すべく研鑽を積んでいる。神楽坂ホリスティック・クーラ®代表。一般社団法人日本ヘルスファウンデーション協会理事。セラピストカレッジ「ナーチャ」校長。鍼師、灸師、按摩マッサージ指圧師。オーストラリア政府公認カイロプラティック理学士 (B.C.Sc)、応用理学士 (B.App.Sc)。中国政府認可世界中医薬学会連合会認定国際中医師。全米ヨガアライアンス200h修了ヨガインストラクター。日本ヨーガ療法学会認定ヨーガ教師。東西の智慧を独自に融合させた新メソッド「アラウンドセラピー®」を主宰。著書に『老け腸メンテナンス』（ブルーロータスパブリッシング）、『背骨の実学』『腰痛の実学』（ともに池田書店）、『背骨から自律神経を整える』（清流出版）がある。

◎神楽坂ホリスティック・クーラ
http://www.holistic-cura.net/

協力●及川彩　新藤英恵
本文イラスト●月山きらら
本文デザイン●戸塚雪子
装丁デザイン&イラスト●梅村昇史

健康の「肝《キモ》」を知るだけで人生が変わる!
肝臓の気もち。

2016年7月5日　初版第1刷発行

著　者　　石垣英俊
発行者　　東口敏郎
発行所　　株式会社 BAB ジャパン
〒151-0073 東京都渋谷区笹塚 1-30-11　4・5F
TEL　03-3469-0135　　FAX　03-3469-0162
URL　http://www.bab.co.jp/
E-mail　shop@bab.co.jp
郵便振替 00140-7-116767
印刷・製本　　中央精版印刷株式会社

ISBN978-4-86220-986-3 C2077

BOOK Collection

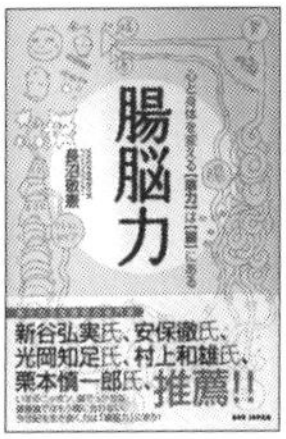

心と体を変える【底力】は【腸】にある　**腸脳力**

食べたもの、飲んだもの、そして呼吸が、どうやって私達の体と心になるか知っていますか？　本書では腸に隠された覚悟や直感などの生きるための知恵＝「腸脳力」の仕組みと腸に秘められた凄いチカラ、活性方法をご紹介。　■目次：食事が腸を変え、腸が心と体を変える／コメと腸、生命のつながり／細胞から若返る最新免疫学／心の起源は「腸」にある?／その他

●長沼敬憲 著　●四六判　●186頁　●本体1,200円+税

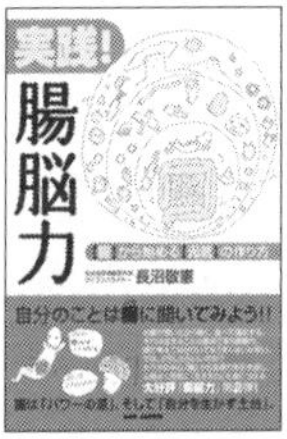

【腸】から始める【元気】の作り方　**実践! 腸脳力**

「大切なのは、アタマ（脳）で考えるよりハラ（腸）で感じること」　お腹が空いたから動く。食べて満足する。それは生きることの原点であり原動力。頭で考えてばかりいてもうまくはいかない。では、どうしたらいいのか？　質のよいものを食べることで腸を生かし、自分自身の質を高め、心地よく、元気に「生きる力」を身につける。語り尽くせなかった「腸のチカラ」に迫る、第2弾!!

●長沼敬憲 著　●四六判　●224頁　●本体1,200円+税

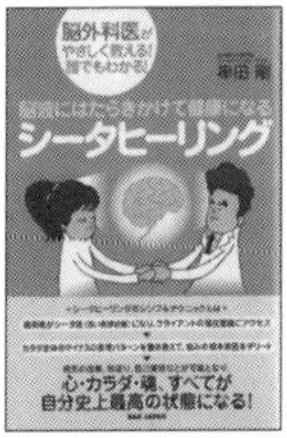

脳波にはたらきかけて健康になる
シータヒーリング

シータヒーリングは、施術者がサイキックでなくても行える、シンプルかつ再現可能なヒーリング。脳波をシータ波に保ちながらクライアントの潜在意識に働きかけ、最善の状態に導くことができます。すでに多くの国で導入。本書では、そのメカニズムを脳外科医の著者がわかりやすく解説します。

●串田剛 著　●四六判　●212頁　●本体 1,400 円+税

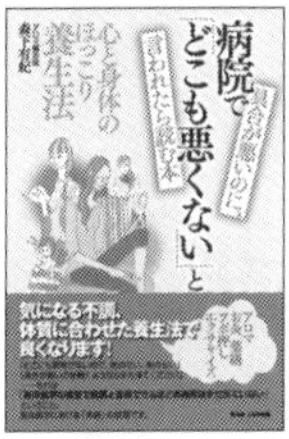

具合が悪いのに、病院で「どこも悪くない」と言われたら読む本　心と身体のほっこり養生法

「どこにも異常がないので、気のせい、気のせい」「具合が悪いのが続くようならまた来てください」…それは「西洋医学の検査で病気と診断できるほどの異常はまだ出ていない」ということ。東洋医学における「未病」の状態です。アロマ、お灸、薬膳、ツボ押し、エクササイズ等の、気になる不調、体質に合わせた養生法で自分で不定愁訴や未病を撃退できます。

●森下有紀 著　●四六判　●240頁　●本体1,400円+税

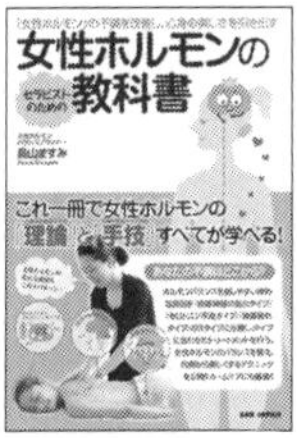

「女性ホルモン」の不調を改善し、心身の美しさを引き出す
セラピストのための**女性ホルモンの教科書**

現代の女性にとって今や欠かせないテーマとなった、女性のカラダをコントロールしている「女性ホルモン」。カラダの不調からココロの不調、美容まで大きく関わります。女性ホルモンが乱れる原因をの3タイプに分類。女性ホルモンの心理学的観点からみた理論と不調の原因タイプ別のボディートリートメント＆フェイシャルの手技やセルフケアを解説します。

●烏山ますみ 著　●A5判　●236頁　●本体1,500円+税